抗がん薬曝露対策ファイル

NHOネットワーク共同研究参加32施設からの提言

編集 NHO「HDの安全な取り扱い」の概念構築研究班

じほう

序

　米国では2004年に発刊された「NIOSH Alert」をもとに，体系立てられたHazardous Drugs（HD）曝露対策が進められている。本邦でも，各学会を中心とするガイドブックは作成されていたが，2014年のHD曝露対策に関する厚生労働省通知，翌2015年の日本臨床腫瘍学会，日本臨床腫瘍薬学会，日本がん看護学会の3学会合同「がん薬物療法における曝露対策合同ガイドライン」の発刊によりHD曝露に関する関心が増し，その対策を模索する動きが一気に加速した感がある。

　しかし，本邦においては以前から医師，看護師，薬剤師，他のメディカルスタッフおのおのが独自にHD曝露研究を進めることが多く，セクショナリズムが施設における統一されたHD曝露対策を進める阻害因子となったという印象が否めない。今回私が2016年2月から2018年3月まで主任研究者を務めさせていただいたNHOネットワーク共同研究「多施設共同抗がん薬曝露実態調査と医療従事者の安全確保のための「Hazardous Drugsの安全な取り扱い」の概念構築」（H27-NHO（癌般）-01）では，各参加施設において医師，看護師，薬剤師を中心とした曝露対策チームを結成して対策を進めることをお願いした。各施設で曝露調査を通じて問題点を明らかにし，一筋縄ではいかないHD曝露対策を，それぞれの専門性を活かして皆で合議・立案し，継続的にチームで取り組む体制が曝露対策では必須であると考えたからである。

　本書では，班研究の結果として，各参加施設内での曝露の実態が明らかにされたうえで，エビデンスに基づいた対策立案が綴られている。さらに曝露を低減していく体制を構築することと，モニタリングやスタッフ教育を継続することが重要であることが記されている。また，班研究でも討議された臨床上のさまざまな疑問点について，Q&Aの章としてまとめてある。つまり，参加施設のHD曝露対策の足跡が記されているといっても過言ではなく，この本を手に取られた対策立案に悩まれている医療機関のスタッフの方々に少しでも参考になればという研究参加施設の思いが詰まっているのである。

　今回の班研究結果が本邦の医療機関内でのコンセンサス作りにつながり，曝露対策は当然であるという文化が広がっていけば，わが班研究参加施設にとってこれ以上の喜びはない。

2018年7月

国立病院機構四国がんセンター乳腺・内分泌外科／臨床研究推進部長

青儀 健二郎

●執筆者一覧

【編　集】
国立病院機構（NHO）「HDの安全な取り扱い」の概念構築研究班

【執　筆】（50音順）

愛知　佑香	国立病院機構名古屋医療センター薬剤部
青儀健二郎	国立病院機構四国がんセンター乳腺・内分泌外科／臨床研究推進部
明石　直子	国立病院機構大阪医療センター薬剤部
秋山　聖子	国立病院機構仙台医療センター腫瘍内科
阿南　節子	同志社女子大学薬学部
石丸　博雅	聖路加国際病院薬剤部
井上　裕貴	国立医療機構名古屋医療センター薬剤部
岩本寿美代	元 がん研有明病院看護部
衛藤　智章	国立病院機構九州がんセンター臨床研究センター治験推進室
及川　　恵	国立病院機構仙台医療センター看護部
大田　聡子	国立病院機構福山医療センター看護部
大塚　眞哉	国立病院機構福山医療センター低侵襲治療センター
小川　千晶	国立病院機構東京医療センター薬剤部
岸田　　恵	国立病院機構四国がんセンター看護部
北川智余恵	国立病院機構名古屋医療センター臨床腫瘍科
倉田　真志	国立病院機構福山医療センター薬剤部
髙麗　睦子	国立病院機構呉医療センター・中国がんセンター治験管理室
小暮　友毅	国立病院機構四国がんセンター薬剤部
後藤麻美子	元 国立病院機構東京医療センター看護部
佐川　　保	国立病院機構北海道がんセンター腫瘍内科
櫻井美由紀	三田市民病院薬剤科
佐藤　康幸	国立病院機構名古屋医療センター乳腺外科
庄野　裕志	国立病院機構大阪医療センター薬剤部
鈴木　訓史	国立病院機構北海道がんセンター薬剤部
高田　慎也	国立病院機構北海道がんセンター薬剤部
高橋　由美	国立病院機構北海道がんセンター看護部
玉木　慎也	国立病院機構北海道がんセンター薬剤部
徳永えり子	国立病院機構九州がんセンター乳腺科
新島　大輔	国立病院機構東京医療センター薬剤部
増田　慎三	国立病院機構大阪医療センター外科・乳腺外科
松井　　哲	国立病院機構東京医療センター外科（乳腺科）
安原　加奈	国立病院機構大阪医療センター看護部

八十島宏行	国立病院機構大阪医療センター外科・乳腺外科
矢田部　恵	国立病院機構東京医療センター薬剤部
山下　芳典	国立病院機構呉医療センター・中国がんセンター臨床研究部
山本　淳平	国立病院機構福山医療センター薬剤部
吉田　和美	国立病院機構仙台医療センター薬剤部
吉田　仁	大阪健康安全基盤研究所
吉田　美紀	国立病院機構名古屋医療センター看護部
吉田　ミナ	国立病院機構九州がんセンター看護部
渡邊　健一	国立病院機構北海道がんセンター乳腺外科

【イラスト】

櫻井　秀也

抗がん薬曝露対策ファイル ～NHOネットワーク共同研究参加32施設からの提言～　目次

第1章　総論

1. Hazardous Drugs（HD）とは ……………………………………………… 2
2. 曝露対策取り組みの意義 …………………………………………………… 5
3. 評価の考え方～チェックリストを用いた安全対策の評価～ ………… 9
4. 職種ごとの役割や連携することの意義 ………………………………… 12
   Topics　医療安全と組織コミットメント …………………………… 15
5. USP800とは ………………………………………………………………… 16
   Topics　法令（law），基準（standard），ガイドライン（guideline）とUSPの関係 ……… 18
6. 職員に対するHD曝露対策の教育 ……………………………………… 19

第2章　各施設の研究・調査結果

班研究の目的と概要 …………………………………………………………… 24
北海道がんセンターにおける研究・調査の結果 ………………………… 33
仙台医療センターにおける研究・調査の結果 …………………………… 39
東京医療センターにおける研究・調査の結果 …………………………… 44
名古屋医療センターにおける研究・調査の結果 ………………………… 50
大阪医療センターにおける研究・調査の結果 …………………………… 56
福山医療センターにおける研究・調査の結果 …………………………… 62
呉医療センター・中国がんセンターにおける研究・調査の結果 ……… 70
四国がんセンターにおける研究・調査の結果 …………………………… 75
九州がんセンターにおける研究・調査の結果 …………………………… 81

第3章　Q&A

基礎知識

Q1 "ng"，"pg"，"μg"とはどのくらいの量ですか？
　　 HDはどのくらいまでの量なら安全ですか？ …………………… 90
Q2 HDへの曝露による健康被害には根拠がありますか？ …………… 92
Q3 メディカルサーベイランスとは何ですか？ ……………………… 95
Q4 CSTDとは何ですか？ ……………………………………………… 97

職員の教育・トレーニング

Q5 職員に対する曝露対策の教育はどのように行えばよいですか？ …… 100

納品から調製・搬送まで

Q6 BSCやアイソレーターについて詳しく教えてください ………… 102
Q7 アイソレーターを使用すればCSTDやPPEは省略できますか？ … 105
Q8 アイソレーターやBSCの管理・清掃について教えてください …… 108
Q9 調製時の注意事項を教えてください ……………………………… 110

Q10 搬送時に注意すべきことはありますか？ ……………………………… 112

投与準備・投与

Q11 HDでプライミングせざるを得ないときがあります。
どのようなことに注意すべきでしょうか？ …………………………… 114

Q12 散剤のHDの取り扱いについて教えてください ………………………… 117

Q13 アンギオ・膀胱内注入などその他の投与方法における
注意点について教えてください ………………………………………… 119

Q14 PPEの選び方を教えてください ………………………………………… 123

Q15 CSTDを使えばPPEを省略できますか？ ……………………………… 127

Q16 ガウンの使い回し・脱ぎ着のタイミングについて教えてください ……… 130

Q17 PPEの装着・脱ぎ方について教えてください ………………………… 131

Q18 清掃の仕方について教えてください …………………………………… 138

Q19 HDの不活化についてどのように考えますか？ ……………………… 140

スピルキット

Q20 スピルキットとは何ですか？ …………………………………………… 142

廃棄

Q21 HDの調製や投与に使用した器材は感染性廃棄物となりますか？
どのように捨てればよいでしょうか？ ………………………………… 147

Q22 輸液ルートを分解して捨ててはいけませんか？ ……………………… 149

患者教育・在宅支援

Q23 患者さんを怖がらせずに抗がん薬曝露について説明するには
どのようなことに気を付ければよいでしょうか？ …………………… 151

Q24 化学療法を受けている患者さんに「孫を抱いてもいいですか？」と
聞かれました。どのように答えるべきでしょうか？ ………………… 154

Q25 経口HDの管理や取り扱い方について教えてください ……………… 156

Q26 洗濯の方法を教えてください …………………………………………… 158

資料編

資料1 抗がん薬曝露予防手順〜投与から廃棄まで〜 ……………………… 162

資料2 HDの安全な取り扱いに関する患者と家族の教育（ONSガイドラインより） ……… 165

資料3 安全な抗がん薬調製のためのチェックリスト ……………………… 167

資料4 安全な抗がん薬投与のためのチェックリスト ……………………… 172

資料5 患者啓発用説明用紙・ポスター例 ………………………………… 177

国立病院機構ネットワーク共同研究「多施設共同抗がん薬曝露実態調査と
医療従事者の安全確保のための『Hazardous Drugs（HD）の安全な取り扱
い』の概念構築研究」（H27-NHO（癌般）-01）参加施設・参加者 ……………………… 180

第1章 総論

● 本書で使用している略語一覧

略　語	和　文	英　文
ASHP	米国医療薬剤師会	American Society of Health-System Pharmacists
ASTM	米国材料試験協会	American Society for Testing and Materials
BSC	生物学的安全キャビネット	biological safety cabinet
CACI	無菌調製用封じ込め式アイソレーター	compounding aseptic containment isolator
CAI	無菌調製用アイソレーター	compounding aseptic isolator
CDC	米国疾病管理予防センター	Center for Disease Control and Prevention
CPA	シクロホスファミド水和物	cyclophosphamide hydrate
C-PEC	一次封じ込めエンジニアリングコントロール	containment primary engineering control
C-SEC	二次封じ込めエンジニアリングコントロール	containment secondary engineering control
CSTD	閉鎖式薬物移送システム	closed-system drug-transfer device
DHHS	米国保健社会福祉省	Department of Health and Human Services
EPA	米国環境保護庁	Environmental Protection Agency
HCS	危険有害性周知基準	Hazard Communication Standard
HD	ハザーダス・ドラッグ	hazardous drug
HEPA	高効率粒子空気	high-efficiency particulate air
IARC	国際がん研究機関	International Agency for Research on Cancer
ICT	感染制御チーム	infection control team
IFM	イホスファミド	ifosfamide
ISMP	米国薬物安全使用協会	Institute for Safe Medication Practices
ISO	国際標準化機構	International Organization for Standardization
ISOPP	国際がん薬剤学会	International Society of Oncology Pharmacy Practitioners
IV	静脈内	intravenous
LD50	50％致死量	lethal dose 50%
NIOSH	米国国立労働安全衛生研究所	National Institute for Occupational Safety and Health
NST	栄養サポートチーム	nutrition support team
OELs	職業曝露限界	occupational exposure limit
ONS	米国がん看護学会	Oncology Nursing Society
OSHA	米国労働安全衛生局	Occupational Safety and Health Administration
PPE	個人防護具	personal protective equipment
PTX	パクリタキセル	paclitaxel
SOP	標準作業手順書	standard operating procedure
TACE	肝動脈化学塞栓療法	transcatheter arterial chemoembolization
USP	米国薬局方	United States Pharmacopeia
WHO	世界保健機関	World Health Organization
5-FU	フルオロウラシル	fluorouracil

第1章　第2章　第3章

総論

第1章　総論

1. Hazardous Drugs（HD）とは

ポイント

「HD」とは，患者だけでなく医療従事者にも危険性のある抗がん薬をはじめとした医薬品のことである。HDは1990年にASHPにより定義づけられたのち，2004年にNIOSHで定義されている。抗がん薬のみならず，抗ウイルス薬，ホルモン誘導体，免疫抑制薬なども含まれる。

1　ハイリスク薬とHD

　薬の安全性に関して，わが国では，人や動物に副作用などを起こしやすい薬剤として毒薬・劇薬が「医薬品，医療機器等の品質，有効性及び安全性の確保等に関する法律」（旧薬事法）において，マウスLD50という指標によって指定されてきた。しかし，近年，別の概念として，適切でない取り扱いによって患者に重大な被害をもたらす可能性のある薬剤として「ハイリスク薬」を定義し，安全使用のためのいっそうの対策がとられるようになってきている[1]。

　一方，国際的には「ハイリスク薬」に近い「ハイアラート薬」の概念に加え，患者だけではなく医療従事者にも危険がある抗がん薬をはじめとした医薬品を"Hazardous Drugs"（HD）と位置づけ，安全使用のための適切な取り扱いに関する文書が作成されている[2-6]。このように「ハイリスク薬」と「HD」は，患者に対しての安全性に配慮したものか，あるいは医薬品を扱う医療従事者の安全性に視点を置いたものであるかの違いがある。定義に違いはあるが，薬剤の性質上，両者の間には一部重なる部分もある。そのイメージを図に示した。

2　HDの定義

　HDとは，1990年に米国医療薬剤師会（ASHP）により提唱された概念である。HDは，扱うことで医療従事者に発がん性や生殖毒性，催奇形性などのリスクをもたらす可能性がある薬剤として，当初5つの項目で定義された（表）。その後，米国保健社会福祉省（DHHS）管轄下の米国疾病管理予防センター（CDC）の1組織である米国国立労働安全衛生研究所（NIOSH）により項目が見直され，2004年にHDの定義が改定された。NIOSHは，人または動物に対して表に示した6つの項目のうち，1つ以上に該当するものをHDとし，そのリストを公開している。HDの多くは，一般にがんの化学療法に使用される抗がん薬であるが，ほかにも抗ウイルス薬，ホルモン誘導体，免疫抑制薬などの医薬品も含まれる。

　NIOSHは2004年から2年ごとに「HDリスト」を見直しているが，2012年からは「HDリスト」

2　第1章　総論

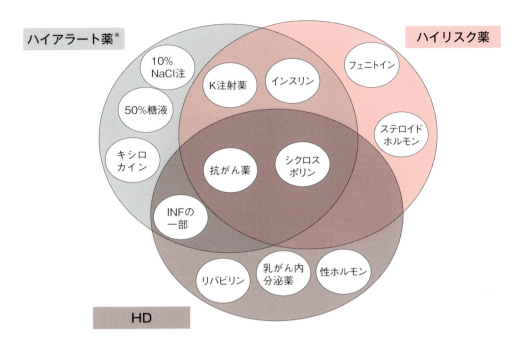

* ハイアラート薬：誤って使用されたときに，患者に害を引き起こす可能性が高い薬のことであり，米国薬物安全使用協会（Institute for Safe Medication Practices；ISMP）によりリストが作成されている。

図　ハイリスク薬・ハイアラート薬・HDのイメージ図

表　NIOSHとASHPによるHDの定義の比較

NIOSH	ASHP
発がん性	動物，患者，または両方で報告されている発がん性
催奇形性またはほかの発生毒性[a]	動物，または治療を受けている患者での催奇形性
生殖毒性[a]	動物，または治療を受けている患者での生殖障害
低用量での臓器毒性[a]	動物，または治療を受けている患者での重篤な臓器毒性やほかの毒性
遺伝毒性[b]	遺伝毒性
上記分類に類似する構造と毒性プロファイルを有する新薬	

a：すべての薬品は有毒な副作用を有するが，なかには低用量で毒性を示すものがある。毒性のレベルは，無毒なものから低用量（例えば数mg以下）で患者に毒性を示すものまである。製薬会社は実験動物に10mg/日あるいは1mg/kg/日の治療用量を与えて，重大な臓器毒性，発生毒性，生殖毒性を発症させ，10μg/m³以下の職業曝露限界（occupational exposure limits；OELs）を設定してきた。製薬会社は，この範囲のOELsにおいて薬物の有効性と毒性を示している。すべての状況において，使用可能なすべてのデータの評価は医療従事者を保護するために使われるべきである。

b：潜在的に危険な薬品の変異原性を評価する際には，複数の検査システムの反応をふまえて，これらの薬剤を取り扱うための注意が必要である。EPA評価は *in vivo* に対する *in vitro* の試験や影響を受ける細胞のタイプも含まれる［51 Fed. Reg. 34006-34012（1986）］

（NIOSH Alert：preventing occupational exposures to antineoplastic and other hazardous drugs in health care settings 2004. U.S. Department of Health and Human, 2004, American Society of Health-System Pharmacists：ASHP guidelines on handling hazardous drugs. Am J Health-Syst Pharm, 63（12）：1172-1191, 2006より作成）

を，グループ1：抗がん薬，グループ2：抗がん薬以外，グループ3：生殖毒性が特徴的な薬剤の
3つのグループに分類している。

●参考文献

1) 日本病院薬剤師会：ハイリスク薬に関する業務ガイドライン（Ver. 2.2），2016（http://www.jshp.
   or.jp/cont/16/0609-1.pdf）
2) American Society of Health-System Pharmacists : ASHP guidelines on handling hazardous drugs.
   Am J Health-Syst Pharm, 63, 2006
3) ISOPP Standards of Practice : Safe handling of cytotoxics. J Oncol Pharm Pract, 13 : 1-81, 2007
4) Occupational Safety and Health Administration : OSHA Technical Manual, TED 1-0.15 A, Section
   VI, Chapter 2（https://www.osha.gov/SLTC/hazardousdrugs/controlling_occex_hazardousdrugs.
   html）
5) NIOSH Alert : preventing occupational exposures to antineoplastic and other hazardous drugs in
   health care settings 2004. U.S. Department of Health and Human, 2004
6) Polovich M, Olsen MM : Safe Handling of Hazardous Drugs（Third edition）. Oncology Nursing
   Society, 2017

（阿南 節子）

第1章　総論

2. 曝露対策取り組みの意義

第1章 総論

ポイント
HDへの曝露対策については，行政，職能団体，学術団体が検討や取り組みを始めている状況にある。
HD曝露対策は「効果が高いことから順に行う」という考え方である"ヒエラルキーコントロール"を取り入れることが重要である。また，曝露対策を行うことで健康リスクは低減することが報告されている。

1 曝露対策取り組みへの潮流

　抗がん薬は，治療を受ける患者に対する直接の影響だけではなく，それを取り扱う医療従事者が曝露することによる健康への影響も懸念される薬剤である。

　欧米では1970年後半から抗がん薬を取り扱う医療従事者の職業曝露の危険性が報告され[1]，抗がん薬を含めた，取り扱う医療者に健康被害を引き起こす可能性がある薬をHDとして，国の機関や学会レベルで安全な取り扱いに関する文書が作成されてきた[2-5]。さらに米国では，米国薬局方（USP）にHD曝露対策に関する新たな基準であるUSP800が設けられ，2019年12月1日に法的強制力をもつ基準として発効することが決定している[6]。

　国内では，1991年に日本病院薬剤師会が，「抗悪性腫瘍剤の院内取扱い指針」を公開し，その後も改訂を重ねて注意喚起を行ってきた[7,9]。2014年5月には，厚生労働省労働基準局から通知された「発がん性等を有する化学物質を含有する抗がん剤等に対するばく露防止対策について」（基案化発0529第1号）により，抗がん薬の曝露対策の実施が強く勧められた[10]。これを受け，日本がん看護学会，日本臨床腫瘍学会，日本臨床腫瘍薬学会は，2015年に「がん薬物療法における曝露対策合同ガイドライン」を発表し，組織的な安全対策を整備することが必須であると述べている[11]。第13回日本臨床腫瘍学会学術集会では，「抗がん薬による職業曝露を低減するための札幌宣言」が採択され（**表1**），職業曝露防止に対して，行政，職能団体，学術団体が動き出している。

2 HDへの職業曝露が健康に及ぼす影響

　職業曝露は，HD取り扱い時のさまざまな段階で起きる可能性がある（**表2**）。HDへの職業曝露の重要性を実証することは難しく，報告により施設や労働環境が異なるため整合性も乏しい。2004年にNIOSHは，「医療現場においてHDを使用したり，その近くで作業すると，皮膚発疹，

2. 曝露対策取り組みの意義　5

表1　抗がん薬による職業曝露を低減するための札幌宣言（2015）

> すべての医療従事者の抗がん薬職業曝露は，
> 各施設での組織全体の取り組みのもと，
> ひとりひとりが曝露に対する正しい知識を持ち
> 適正な環境下で，正しく手技を実行することで，
> 合理的に低減することができる。

表2　職業曝露を受ける状況

> ①HDの粉末・凍結乾燥製剤の溶解，溶解液・濃縮液の希釈
> ②HDで満たされたシリンジから排出された空気HD注射剤の筋肉内，皮下，静脈内投与時
> ③コーティングされていないHD経口剤の取り扱い
> ④HD錠剤の粉砕時，カプセル充填時
> ⑤HDバイアル表面，作業台，調製済み薬剤のボトルなど汚染された表面への接触
> ⑥静脈注射，点滴注射などの投与時に発生するエアロゾル
> ⑦患者のベッドサイドでのプライミング
> ⑧HDを投与された患者の体液や，それらで汚染された衣類，リネン類の取り扱い
> ⑨調製時，投与時に汚染された廃棄物，HDの残薬の取り扱い
> ⑩汚染エリアの清掃
> ⑪HD廃棄物の運搬時
> ⑫汚染されたPPEを脱ぐとき

〔Centers for Disease Control and Prevention : NIOSH Alert: Preventing Occupational Exposures to Antineoplastic and Other Hazardous Drugs in Healthcare Settings（https://www.cdc.gov/niosh/docs/2004-165/pdfs/2004-165.pdf）〕

不妊症，流産，先天性異常，白血病やその他のがんを発症する可能性がある」と警告している[3]。Fransmanらは，シクロホスファミド（CPA）に曝露された看護師は，曝露していない看護師よりも妊娠までの期間が長く，早産および低出生体重がわずかではあるが有意に増加することを報告している[12]。Lawsonらの疫学的調査では，妊娠初期（第1期）に毎日1時間以上抗がん薬に曝露された看護師では，自然流産が2倍に増加したことを報告しており，これは統計的に有意であった[13]。しかし，Quansahらの調査では，職業曝露と自然流産は関係がないと結論づけている[14]。

　抗がん薬への職業曝露と発がんについては，いくつかの症例報告と疫学的研究がある。Skovらは，デンマークで抗がん薬に曝露した医師，看護師は白血病のリスクが増加したと報告している[15,16]。しかしこれは，抗がん薬の安全な取り扱いが行われる前の調査であり，曝露対策が実施された後の同じ集団の調査では，がんの発生は増えていない[17]。

③ ヒエラルキーコントロール

　ヒエラルキーコントロールとは，労働安全のためのリスクマネジメントの概念である（図）。上層は下層よりも効果的であり，雇用者は労働者を保護するためにより効果が高い上層から順に実施することが求められる。しかし，上層の対策を行えば下層の対策が不要というわけではなく，同時に行うことが大事である。

・除去・置換
　最も効果が高い方法であるが，がん薬物療法においては現実的な選択肢ではない。

・危険物／汚染源の隔離／エンジニアリング・コントロール

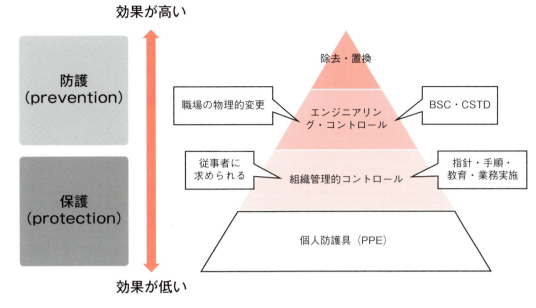

図　ヒエラルキーコントロール
〔OSHA（https://www.osha.gov/dte/grant_materials/fy10/sh-20839-10/hierarchy_of_controls.pdf），日本がん看護学会，他：がん薬物療法における曝露対策合同ガイドライン2015年版．金原出版，2015をもとに作成〕

生物学的安全キャビネット（BSC），アイソレーターやCSTDなどの機械・器具を適切に使用する。ISOPPでは，抗がん薬調製の場面で「危険物/汚染源の封じ込め」を行うことが重要であると考えているが，ONSでは，ひとまとめにして「機械・器具によるコントロール」として考え，組織に対する物理的な変更を求めるものとしている。

・組織管理

エンジニアリング・コントロールが整っても，正しい知識をもち，適切な手順が行われないと曝露対策はできない。手順書・業務指針の作成，職員の教育・訓練などの組織管理が重要である。

・個人防護具（PPE）

それぞれのHD取り扱い場面で，手袋，マスク，ガウン，ゴーグルなど適切なPPEを選択し，適切な方法で着脱・使用する。

④ 曝露対策の効果

最近の研究では，過去に行われた研究と比べて，HD曝露による遺伝子変化や有害事象が減少しているが，これはHDの曝露対策の効果であると考えられている[5]。Kopjarら[18]やJakabら[19]の研究では，PPEやBSCの使用など適切な曝露対策を行うことで，HD曝露による遺伝子損傷などの生物学的影響を軽減できることが示されており，曝露対策を行うことで健康リスクが低減できると考えられる。

また，日本看護協会は，看護師の就業環境での健康リスクの一つに，抗がん薬などの医薬品等への曝露をあげ，これらへの対処がうまくいかない場合には，体調不良や病欠，離職につながる

こともあるとしており[20]，曝露対策は病院の組織運営における課題となりうることが示されている。

●参考文献

1) Falck K, et al : Mutagenicity in urine of nurses handling cytostatic drugs. Lancet, 313（8128）: 1250-1251, 1979

2) American Society of Health-System Pharmacists : ASHP guidelines on handling hazardous drugs. Am J Health-Syst Pharm, 63（12）: 1172-1193, 2006

3) Centers for Disease Control and Prevention : NIOSH Alert: Preventing Occupational Exposures to Antineoplastic and Other Hazardous Drugs in Healthcare Settings（https://www.cdc.gov/niosh/docs/2004-165/pdfs/2004-165.pdf）

4) Occupational Safety and Health Administration : Controlling occupational exposure to hazardous drugs. 2006

5) Polovich M : Nursing Society : Safe handling hazardous drugs Second edition. Oncology Nursing Society, 2011

6) United States Pharmacopeial Convention : <800> Hazardous Drugs - Handling in Healthcare Settings（http://www.usp.org/sites/default/files/usp/document/our-work/healthcare-quality-safety/general-chapter-800.pdf）

7) 日本病院薬剤師会：抗悪性腫瘍剤の院内取扱い指針．1991

8) 日本病院薬剤師会・監：注射剤・抗がん薬 無菌調製ガイドライン．薬事日報社，2008

9) 日本病院薬剤師会・監：抗悪性腫瘍剤の院内取扱い指針 抗がん薬調製マニュアル第3版．じほう，2014

10) 厚生労働省：発がん性等を有する化学物質を含有する抗がん剤等に対するばく露防止対策について（平成26年5月29日，基安化発0529第1号）

11) 日本がん看護学会・編：がん薬物療法における曝露対策合同ガイドライン2015年版．金原出版，2015

12) Fransman W, et al : Nurses with dermal exposure to antineoplastic drugs: Reproductive outcomes. Epidemiology, 18（1）: 112-119, 2017

13) Lawson CC, et al : Occupational exposures among nurses and risk of spontaneous abortion. Am J Obstet Gynecol, 206（4）: 327, 2012

14) Quansah R, et al : Occupational exposures and adverse pregnancy outcomes among nurses: a systematic review and meta-analysis. J Womens Health（Larchmt）, 19（10）: 1851-1862, 2010

15) Skov T, et al : Leukaemia and reproductive outcome among nurses handling antineoplastic drugs. Br J Ind Med, 49（12）: 855-861, 1992

16) Skov T, et al : Risk for physicians handling antineoplastic drugs. Lancet, 336（8728）: 1446, 1990

17) Connor TH, et al : Preventing occupational exposures to antineoplastic drugs in health care settings. CA Cancer J Clin, 56（6）: 354-365, 2006

18) Kopjar N, et al : Application of the alkaline comet assay in human biomonitoring for genotoxicity: a study on Croatian medical personnel handling antineoplastic drugs. Mutagenesis, 16（1）: 71-78, 2001

19) Jakab MG, et al : Follow-up genotoxicological monitoring of nurses handling antineoplastic drugs. J Toxicol Environ Health A, 62（5）: 307-318, 2001

20) 日本看護協会：看護職の労働安全衛生―抗がん剤に対するばく露防止対策（https://www.nurse.or.jp/nursing/shuroanzen/safety/koganzai/index.html）

（櫻井 美由紀）

第1章　総論

3. 評価の考え方
～チェックリストを用いた安全対策の評価～

ポイント
①チェックリストを用いて現在の病院の状況を点数化する
②改善に必要な場所の見当をつけてから安全対策を実施する
③再びチェックリストで点数化して施設を評価する
　この一連の作業を繰り返すことで，職場環境を効率的に改善することができる

1 はじめに

　抗がん薬は，がん治療を受ける患者にとって必要不可欠のものである。その一方で，抗がん薬には細胞傷害性，変異原性もしくは，発がん性が確認されている薬剤が多く存在する。抗がん薬を職業的に取り扱う医療従事者の職業曝露による健康リスクが危惧されているため，抗がん薬の職場環境汚染および職業曝露に対する安全対策の推進が求められている。本項では，抗がん薬の職場環境汚染に関する評価方法について概説した後，安全対策の進行具合を評価する方法として，国立病院機構（NHO）の研究班が作成した「安全な抗がん薬調製のためのチェックリスト」および「安全な抗がん薬投与のためのチェックリスト」について解説する。

2 抗がん薬の職場環境汚染を評価する方法

1）曝露リスクの研究

①看護師に対する調査

　前述のとおり，抗がん薬には変異原性を有する薬剤が多く存在する。そのためFalckらは，抗がん薬を取り扱う看護師から尿を採取して，尿の変異原性を測定した[1]。その結果，看護師らの尿は，抗がん薬を取り扱わない事務職に比べて高い変異原性が検出された[1]。この研究を皮切りに，変異原性試験を応用して医療従事者の抗がん薬による曝露リスクを明らかにすることを目的とした研究が数多く実施されてきた。

②現在の調査方法

　その後，分析装置の発達に伴い，抗がん薬そのものを測定する方法が，抗がん薬の職場環境汚染を評価する方法として主流となった。具体的な方法として，抗がん薬を取り扱う生物学的安全キャビネット（BSC）などを拭き取り，清拭試料を測定機関に搬入する。そして清拭試料に含まれる抗がん薬の濃度を測定することにより，職場環境汚染を評価している。現在では，わが国に

3. 評価の考え方　9

おいても商業的に抗がん薬の職場環境汚染を測定する検査会社が存在するため，医療機関が自分の施設の職場環境汚染を評価することが可能となっている。

❸ チェックリストを活用した安全対策を評価する方法

　これまで，抗がん薬の職場環境汚染を評価した研究は100以上報告されているが，BSCや個人防護具（PPE）などの安全対策を包括的に評価した研究は非常に数が少ない。安全に抗がん薬を取り扱うためには，BSC，PPE，安全対策器材などのハード面と，医療従事者の技術や知識などを得るためのトレーニングや教育などのソフト面の両方を充実させる必要がある。さらに，職場環境を改善するためには，自分の施設の安全対策がどの程度進んでいるのか客観的に評価するこ

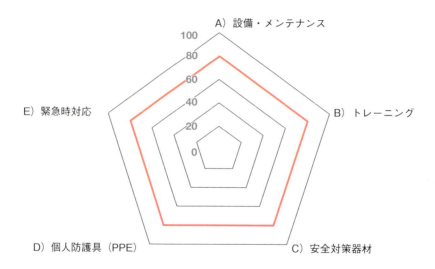

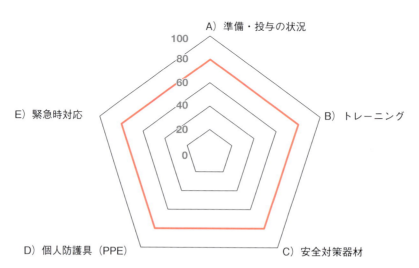

図　チェックリストにおけるレーダーグラフ（上図；安全な抗がん剤調製のためのチェックリスト，下図；安全な抗がん薬投与のためのチェックリスト）

とが重要である。そこで筆者らは，これまでの調査研究から得られた知見やガイドラインなどをもとに，医療従事者が職場環境の客観的評価を実施するためのツールとして「安全な抗がん剤調製のためのチェックリスト」を作成した[2]。さらにNHO研究班では，米国国立労働安全衛生研究所（NIOSH）のConnorらの協力をもとにチェックリストをブラッシュアップして「安全な抗がん薬投与のためのチェックリスト」を作成した。チェックリストの設問内容は，A）設備とメンテナンスについて（安全な抗がん薬調製のためのチェックリスト），準備・投与の状況（安全な抗がん薬投与のためのチェックリスト），B）トレーニングについて，C）安全対策器材について，D）個人防護具（PPE）について，およびE）緊急時の対応についての5項目に分類されている。各設問は，安全対策としての重要度や緊急性の度合いを考慮したうえで，1〜8点までの点数で重み付けされている。重み付けされている理由として，医療従事者が施設の安全対策の状況を客観的に把握し，安全対策を実施する際の優先順位をつける手助けとするためである。安全な職場環境の維持には，トレーニングや指導の実施はもちろん大切だが，それ以上に指導する内容を文書化し，訓練内容の質を一定に保つことが重要である。そのため，単にトレーニングを実施しているのかを質問しているのではなく，あらかじめ文書化された内容について訓練を実施しているかを質問している。最終的には，項目ごとの点数を，レーダーチャート（図）に記入することにより，医療従事者が安全対策の目標達成度を確認することが可能となっている。施設に対して最低限実施するべき安全対策の合計が80%になるように点数配分を設定し，目標の目安としている。今回のNHOの班研究を進めるにあたり，本レーダーチャートを阿南，櫻井両氏とともに改変し，用いることとした（162ページ，172ページ，資料参照）。

　チェックリストを用いることにより，安全対策の要である設備や投薬状況，手技や清掃方法を統一化するためのトレーニング，PPE，安全対策器材および緊急時対応について客観的に評価することが可能となる。このチェックリストの一番の利点は，自分の施設の安全対策で十分進んでいる項目とまだ不足している項目を目で確認できることである。そして，①チェックリストを用いて現在の病院の状況を点数化，②次の改善に必要な場所の見当をつけてから安全対策を実施，③再びチェックリストで点数化して評価を実施する，という一連の作業は，効率的に安全対策を進めていくうえで極めて重要である。

●参考文献

1) Falck K, et al : Mutagenicity in urine of nurses handling cytostatic drugs. Lancet, 1 : 1250-1251, 1979
2) 吉田仁，他：安全な抗がん剤調製のためのチェックリスト活用の提案．医療薬学，37：145-155, 2011

（吉田 仁）

第1章　総論

4. 職種ごとの役割や連携することの意義

ポイント　HD曝露には，医師，看護師，薬剤師をはじめ，さまざまな業種が関連する。曝露対策を実施するためには，それぞれの職種の専門性を活かしたチーム医療を展開できる総合的な管理能力が問われる。

1　HD曝露に関わる職種

　HDへの曝露機会は，その一連の投与過程を考えれば，調剤から始まり運搬，投与，廃棄，治療後の患者の在宅に至るまで，広範囲であるといえる。そのため，このHD曝露に関係する業種としては，医師，看護師，薬剤師，病院職員はもとより，リネン取り扱い業者，清掃業者，さらに患者家族なども含まれる。各場面において，十分なHDの取り扱いに関する知識と対応に慣れた者を中心に対策を進める必要があることは重要なポイントであるものの，医療関係者は投与過程全般を通しての対応の仕方に不明確さをおぼえ，総合的な曝露対策は看過されているのが現実であろう。

　今回の班研究〔NHOネットワーク共同研究「多施設共同抗がん薬曝露実態調査と医療従事者の安全確保のための『Hazardous Drugsの安全な取り扱い』の概念構築」（H27-NHO（癌般）-01）〕では，各NHO施設には必ず医師，看護師，薬剤師からなるチームを作ったうえでの研究参加を義務づけた。班研究で判明した各施設の問題点を持ち帰り，チームで議論し，それぞれの専門性を活かした対策を進め，また情報の交換を行い共有することで，施設の各部門に問題意識を広めてもらうことは，迅速で確実かつ総合的な対策を講じるうえで重要である。

2　それぞれの職種の役割

　班研究でチームを構成している医師，看護師，薬剤師それぞれの役割を考えてみる。

　医師は抗がん薬の処方をする立場であるため，処方責任がある。古くは医師が抗がん薬の調製をしていた時代があったが，現在では薬剤調製は薬剤師が行うことが大多数である。そうした背景もあり，以前に比べ抗がん薬投与に関わることが少なくなり，場合によっては，投与指示から投与終了まで投薬治療に一切関わらないことも多くなった。そのため医師はHD曝露対策には極めて消極的な傾向がある。そういう意味では，2015年に発刊された「がん薬物療法における曝露対策合同ガイドライン2015年版」が日本臨床腫瘍学会，日本臨床腫瘍薬学会，日本がん看護学会の3学会合同で作成されたことは意義深く，いま一度医師のHD曝露への関わりを見直す良

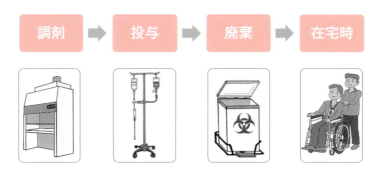

図1　総合的な曝露防止対策が必要

いきっかけになると思われる。

　一方で，看護師は抗がん薬の投与において，実際の穿刺や薬剤バッグの交換，終了後の器材廃棄に至るまで直接関わるため，また，薬剤師は抗がん薬の調製，現場へのデリバリー業務を行うため，それぞれHD曝露に対する関心は極めて高い。それぞれの学会では抗がん薬の取り扱いに関するガイドラインも発行されており，またその手技に関しては確立したものがある。つまり，これらの知識や技術を医療機関で統合する努力が必要なのである。

　今回，班研究で結成されたチームが，今後各施設内の曝露対策における中心的役割を担うことは必然である。四国がんセンターでは，班研究開始後から，院内化学療法委員会の下部組織として曝露対策ワーキンググループを組織し，曝露対策を積極的に進める活動を続けている。医師2名，看護師6名（外来担当師長，化学療法や感染の認定看護師を含む），薬剤師3名，Medical Engineer（ME）1名，Supply Processing & Distribution（SPD）担当者1名，事務職1名とした。メンバーはそれぞれの専門性や知識・技術を活かした活動を行うが，例えばCSTD，PPE選定においては，看護師・薬剤師は薬剤投与・薬剤調製時におけるそれぞれのノウハウを通じて実際の使用時の問題点チェックと対策立案，MEは薬剤投与時におけるCSTDと輸液ポンプの相性の検討，SPD担当者はCSTD，PPEの情報提供とメーカーとの折衝，事務職はコスト計算と導入計画の立案，という具合に，それぞれの立場から尽力しており，重要な役割を担っているといえる。また教育活動においては，協力して高い意識づけをもちながら，曝露の講義による情報提供とともに薬剤の調製・投与における曝露を蛍光色素で実地体験できるセミナーの開催や，定期的な曝露のモニタリングを行うことで，曝露対策の維持につなげている。それぞれの医療職種のもつ専門性を活かしながら，チームとしてより有効で総合的な曝露対策を立てることは，医療における新しくかつ正しいアプローチといえよう。曝露対策は全投与過程において綿密なケアが必要であり，さらに医療機関の総合的な管理能力も問われるのである（図1）。

3　求められるチーム医療

　わが国に米国MDアンダーソンがんセンターからチーム医療が紹介されてはや十数年が経過しており[1]，徐々にわが国の医療現場にも浸透してきている（図2）。この概念とは，チームの構成員がそれぞれの専門性を活かして，お互いに敬意をもってコミュニケーションし，責任をもって

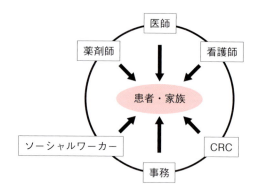

図2　一般的なチーム医療

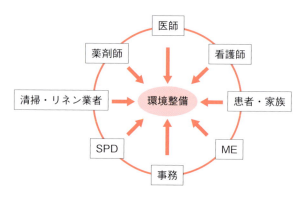

図3　曝露対策におけるチーム医療

能力を発揮し，患者を中心に据えた医療を展開していく体制であるが，おのおのがもっている知識や技術を，患者にとって最良の医療に結びつけることができる。乳がん死亡や全生存が非チーム医療に比べ有意に改善したという乳がんのコホート研究もあり[2]，チーム医療のもつポテンシャルは極めて高いと思われる。

　HD曝露対策は，医療従事者だけでなく，患者・家族も含め広い範囲をカバーしなければならず，医師・看護師・薬剤師を中心に密接な連携が必要である。またME，SPD担当者，事務職，清掃・リネン業者，患者・家族も含めた環境整備を目指すチームが必要である。さらにチームをサポートする役割を担うものとして期待されるのが，医療機器メーカー，製薬メーカー，曝露対策を推進する行政，医師会，看護師会，薬剤師会等の団体，さらに曝露に対する理解のある社会である（図3）。曝露対策はまさに多職種が連携するチーム医療によって行うべき喫緊の社会的課題であるといえよう。

● 参考文献
1) 上野直人：最高の医療をうけるための患者学. 講談社, 2006
2) Kesson EM, et al : Effects of multidisciplinary team working on breast cancer survival: retrospective, comparative, interventional cohort study of 13722 women. BMJ, 344 : e2718, 2012

〈青儀 健二郎〉

Topics

医療安全と組織コミットメント

第1章 総論

　コミットメント（commitment）とは，英語の"commit"の名詞形であり，「委託」，「委任」，「誓約」，「約束」などの意味をもち，「責任をもって関わること」，「責任を伴う約束」を指す言葉です。働くことに関するコミットメントを「ワークコミットメント」といい，所属する組織に対する帰属意識を表す「組織コミットメント」，職業（キャリア）に対する「キャリアコミットメント」などから構成されます。

　医療組織などの専門職組織の特徴として，専門分野の知識やスキルの向上を志向するキャリアコミットメントが重視される傾向にあり[1]，かつ，資格を有しているため施設間の異動が容易であることが挙げられます。過去の研究から，組織コミットメントが強ければ離職意識が薄くなり，組織に留まる要因の一つになることが示されています[2]。現在，医療専門職員の偏在や慢性的な不足が指摘されるなかで，人材の獲得と離職防止は病院の組織運営にとって重要な課題となっていますが，組織コミットメントは医療経営の健全化にもつながる概念です。先行研究により，上司の支援，同僚の支援，職場での評価，給与への満足，充実感・やりがいの実感，能力発揮のチャンス，組織への信頼感など，多くの因子が看護師の組織コミットメントに影響を与えることが示されています[3,4]。また，厚生労働省が企業の労働者に行った調査では，職場の安全管理に関する研修の実施や作業環境の改善は，働きがい，働きやすさ，仕事の満足度を向上させることが報告されており[5]，働きがいがあることでモチベーションが向上して組織コミットメントが高まると考えられています[6]。しかし，医療組織における安全管理と組織コミットメントとの関連についての研究はまだわずかであり[7]，今後の研究の充実が期待されます。

参考文献

1) 持松志帆：医療機関における組織コミットメントとキャリアコミットメントの関係性．川崎医療福祉会誌，26（2）：258-263，2017
2) Meyer JP, et al：Affective, Continuance, and Normative Commitment to the Organization: A Meta-analysis of Antecedents, Correlates, and Consequences. Journal of Vocational Behavior, 61（1）：20-52, 2002.
3) 難波峰子，他：看護師の組織・職務特性と組織コミットメントおよび離職意向の関連．日保学誌，12（1）：16-24，2009
4) 水谷典子，他：一人前の段階にある看護師の情緒的組織コミットメントの変化に影響する要因．三重看護学誌，17（1）：53-64，2015
5) 厚生労働省職業安定局雇用開発部雇用開発企画課：働きやすい・働きがいのある職場づくりに関する調査報告書（http://www.mhlw.go.jp/chushoukigyou_kaizen/investigation/report.pdf）
6) 谷田部光一：人材マネジメントと働きがい．政経研究，49（2）：1-33，2012
7) 櫻井美由紀，他：抗がん薬曝露防止対策の実施が看護師の組織コミットメントに与える影響．医療の質・安全学会誌，11（4）：404-410，2016

（櫻井　美由紀）

第1章　総論

5. USP800とは

> **ポイント**
>
> USPは「米国薬局方」のことであり，1820年に設立された非営利団体が作成している。USPの800章であるUSP800は，抗がん薬を含むHDの安全な取り扱いについての「基準（standard）」である。米国連邦法に盛り込まれ，2019年12月1日から米国内で法的拘束力をもつことが決定している。

1 USPとは

　USPとは米国薬局方（United States Pharmacopeia）のことで，ワシントンD.C.で1820年に設立された非営利の科学団体により作成され，医薬品やその他の物品に関する一般的な品質基準を開発し普及する役割を担っている。USPの使命は，「医薬品および食品の品質，安全性，および利益を確保するための公共基準（standard）および関連プログラムを通じて，世界の健康を改善すること」とされる。

　米国内で販売される医薬品や医療機器はすべてUSP基準（standard）に適合しなければならないが，現在140カ国以上の国と地域でもこのUSP基準が採用されている。

2 USPの構造

　USPはさまざまな章から構成されているが，特に1〜999の一般的な章では強制力がある。1,000以上の番号の章は情報提供が目的とされる。USP自体は法的拘束力をもたないが，連邦法に盛り込まれている場合は，FDA管轄のもとで法的拘束力を有する。

3 USP800とは

　USPは，医薬品の調製について，795章（USP795；非滅菌医薬品の調剤），797章（USP797；注射剤の無菌調製）で，基準を示している。抗がん薬の安全な取り扱いについてはUSP797で，一部抗がん薬曝露について触れてはいるものの，焦点を当てたものではなかった。そこで，新たに抗がん薬の安全な取り扱いに焦点を当てたUSP800において「Hazardous Drugs — Handling in Healthcare Settings」とした基準を作成し，2016年2月に公布された。このUSP800はUSP797の改訂版とともに米国において，2019年12月に法的拘束力をもつ予定である。

16　第1章　総論

表1　HDの安全な取り扱いのための基準

- ・施設のHDリストの作成
- ・設備とエンジニアコントロール
- ・適切な人材配置
- ・安全な作業実践
- ・PPEの適切な使用
- ・HD廃棄物の分別と処分に関する方針

表2　USP800の18のセクション

1. イントロダクションと範囲	10. 受領
2. HDリスト	11. ラベリング，パッケージング，搬送，廃棄
3. 曝露経路	12. 最終投与形態の調剤
4. HD取り扱いに関する責任	13. 調製
5. 設備およびエンジニアリング・コントロール	14. 投与
6. HD取り扱い環境の品質管理	15. 不活化・汚染除去・清掃・消毒
7. PPE	16. スピルコントロール
8. 危険周知プログラム	17. 操作手順の文書化
9. 教育訓練	18. メディカルサーベイランス

④ USP800の特徴

　USP800の基準は，医療環境におけるHDの取り扱いに関する各種ガイドライン（NIOSH Alert，OSHAガイドライン，ASHPガイドライン，ONSガイドライン）を基本に作成された。また，USP800の発行にともない，ASHPやONSなどの各種ガイドラインも改訂されている。

　USP800はHDを適切に取り扱うための基準を示したものであり，施設の管理者が講じなければならない曝露対策を網羅的に示している。

　USP800では，施設の医療および安全システムには表1に示す項目が含まれなければならないとしている。また，USP800は具体的に，表2に示す18のセクションで構成されている。

●参考文献

1) United States Pharmacopeia Convention : USP General Chapter <800> Hazardous Drugs – Handling in Healthcare Settings. Reprinted from USP 40-NF 35, Second Supplement, 2017

（阿南 節子）

Topics

法令(law), 基準(standard), ガイドライン(guideline)とUSPの関係

　USPは政府の公的機関ではありませんが，USP基準は米国法で認められており，FDAだけでなく，医療現場，医療産業，医療評価組織，消費者保護組織とも密接に連携しています。USP800「Hazardous Drugs-Handling in Healthcare Settings」は2016年2月に公布され，2019年12月に正式施行となり法的拘束力を持ちます。

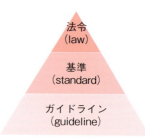

　また，USP800の基準は米国の各種ガイドラインを基本に作成されています。具体的には，NIOSH Alert，ONSガイドライン，OSHAガイドライン，ASHPガイドラインのKOL（キーオピニオンリーダー）の指導のもとにUSP800が作成されました。

①法令 (law) とは

　日本でいう「法令」とは，「法律」と「命令」を併せたものを指します。国会で成立するのが「法律」，「法律」に基づき行政機関が制定するのが「命令」です。「命令」には，「政令」，「省令」，「条例」などがあります。日本では通常，法律は政令と省令とともにセットで制定されます。海外では連邦制の国々があります。米国も連邦制であり，法には連邦法と州法があります。USP800が連邦法で強制力をもつに至る経緯は，まずいくつかの州で，抗がん薬のセーフハンドリングが州法に取り込まれたことに始まります。2011年，ワシントン州で最初に州法として制定され，次いで2013年にカリフォルニア州で同様の法律を可決しました。さらに，ノースカロライナ州では2014年に抗がん薬のセーフハンドリングに関する法律を可決しました。これらの経緯から，USP800は2016年2月に連邦法として公布されました（施行は2019年12月）。

②基準 (standard) とは

　「基準」は，法令ではないものの，最低限満たすべきルールで，組織が目指す実務と品質の達成のレベルを指します。国際機関が定めるもの，政府機関が定めるもの，NGOが定めるものなどさまざまあります。国際基準の機構として知られるISO (International Organization for Standardization：国際標準化機構)は，国際間の取引をスムーズにするために共通の基準を決めています。USP800は抗がん薬を取り扱ううえで守るべき基準を示しています。

③ガイドライン (guideline) とは

　「ガイドライン」は，自主的に遵守することが推奨される指標，指針を指します。「基準」との違いは，義務か推奨かという違いにあります。USP800はNIOSH AlertおよびOSHA，ASHP，ONSなどの各種ガイドラインを基本に作成されました。

（阿南 節子）

第1章　総論

6. 職員に対する HD曝露対策の教育

ポイント

HDの曝露対策は，BSCやCSTD，PPEを与えるだけではうまくいかない。それらを使う知識と，その目的を理解させることが重要となる。そして，スキルを磨き，定期的なスキルの検証を行い，維持する必要がある。
さらに，ガイドラインに対するコンプライアンス向上に必要な「行動の変容」を動機づけることが求められる。

1 曝露対策の教育とセーフハンドリング

　HDを扱うすべての職員に，HDの曝露リスクとそのリスクを軽減するための曝露対策を十分に周知する必要がある。ISOPPスタンダード[1]やSafe Handling of Hazardous Drugs[2]，わが国のがん化学療法における曝露対策合同ガイドライン[3]では，曝露対策の教育は，ヒエラルキーコントロール（7ページ，図）における組織管理的コントロールに位置づけ，その重要性を謳っている。

　曝露対策は，セーフハンドリングに関する知識だけで確実に行うことは難しい。それぞれの目的を理解させることが，セーフハンドリングを遵守するために必要不可欠である。HDを扱うすべての職員が，セーフハンドリングを知り理解することと，セーフハンドリングに関する注意事項を遵守することは別の事柄であるためである。

　Boianoらは，セーフハンドリングに関するガイドラインが発刊されてから約30年が経過したのちのPPE使用の評価を行うため，調査前の1週間に化学療法に関わった医療者2,098人のうち，適切なPPEを使用したかどうかのweb調査を行っている[4]。結果は，後ろ開きの薬剤不透過性のガウンを着用していなかった率が42%であり，点滴ルートを抗がん薬でプライミングした率が18%，抗がん薬が着衣に付着した率が12%，投与中にスピルや漏れを認めた率は12%，化学療法用手袋を着けなかった率が12%であったと報告している。このように，知識教育を行っても対策が実行されていなければ，曝露対策は不十分である。曝露対策の知識を深め，スキルを検証するとともに，態度や信念を変えるための方策には，勧告や指針に対するコンプライアンス向上に必要な「行動の変容」を動機づけすることが求められる。

　曝露対策教育は，HDの曝露対策を実施するうえで最も重要なパートの一つとなる。曝露問題を意識化させ，行動の変容を得ることは，HD曝露を減らすための安全プログラムの根幹をなすものである。そのため，HDの取り扱いに関して，施設ごとにHDの一連の取り扱いに関する業務手順書を作成するとともに，定期的に更新し，常に職員が使える状態にしておくことが重要と

6. 職員に対する HD曝露対策の教育　**19**

なる。どんなに高性能のCSTD，BSC，PPEを用いても，それらを取り扱う者が適切に使用しなければ，重大な曝露が発生するかもしれない。教育プログラムは，HDの曝露の危険性と適切な管理の重要性を認識する内容であること，および業務に関連する具体的で安全な取り扱いに関して実技を含む内容であることが重要である。

2 HDに関する教育プログラム

HDの教育プログラムは，知識教育とスキルトレーニングのプログラムから構成される（**表**）。そして，教育を受けた職員に対して，成果の評価と継続的な教育も重要である。また，トレーナー育成のための教育も，曝露対策の教育を定着させるためにも必要となる。

1）教育対象者

対象者は，薬剤師や看護師，医師だけでなく，薬剤部の全職員（事務職含む），看護助手，HDを運搬する職員，HDで汚染されている可能性のあるエリアを清掃する職員など，HDに関わる可能性のある職員全員が対象となる。これらの職員は，セーフハンドリング，漏出の際の対処法，廃棄物の処理法，患者の排泄物処理法などについての基本的な知識の教育を受ける必要がある。

2）教育プログラム

教育プログラムは，セーフハンドリングの注意事項に関する知識だけでは，曝露対策を確実に行うことはできない。知識を深めスキルを検証するとともに態度や信念を変えるための方策には，前述のように「行動の変容」を動機づけすることが求められる。

教育頻度は年1回，定期的に受けることが推奨されている。また，対象者の取り扱いに関する業務内容や既習得の研修等の個別性に合わせてプログラムを組み立てるべきであり，研修の機会は一度でなく継続的に必要である。

HDを取り扱う業務から長期間離れていた職員および医療事故を起こした職員は，その都度再教育を検討しなければならない。さらに，新薬や新しい機械を導入する場合やHDを取り扱う業

表　教育プログラムに推奨される項目

知識教育	スキルトレーニング
・HDの曝露のリスク	・BSCおよびアイソレーター（CACI）の使用方法
・HDについての基礎的薬理学	・クリーンルーム内の作業方法について
・無菌調製法の理論	・無菌環境の取り扱いに関して
・PPEの使用方法	・PPEの使用法
・CSTDとバリア（防御）についての理論	・CSTDの使用方法
・ヒエラルキーコントロールについての理論	・HDを含む廃棄薬の処理方法
・HDを含む廃棄薬の処理について	・HDの漏出処理方法
・HDの漏出と事故による曝露	・スピル時の対応
・HD管理に関する病院の方針と取り扱い手順	・トレーナーのためのトレーニング

務手順書に大きな変更を行う場合にも事前の教育が求められる。

3） 教育プログラムの策定

①知識教育のプログラムの策定

HDの知識教育のプログラムには，前ページの表の項目を盛り込むことが推奨されている。HDを取り扱うすべての職員には，HDのセーフハンドリングの最新情報とHDの低量曝露による健康リスクについて最新の情報を共有する。

②スキルトレーニングの策定

HDのセーフハンドリングについてのスキルトレーニングには，表の項目を職種ニーズに合わせて組み立てることが推奨されている。最初のトレーニングでは，操作をはじめとするすべての手順（調製，投与，清掃，スピル処理など）を，実際と同じ器具を用いて行う必要がある。トレーナーは，無菌調製手技の手順をチェックし，適切に無菌製剤を調製できていることを確認する。ただし，トレーニング時にHDは使用しない。また，HDの適切な調製方法と投与手順についてのマニュアルを策定し，整備することが望ましい。

4） トレーナー育成

教育を継続するうえで，トレーナーは多いほうがよい。曝露対策の教育では，トレーナー育成が重要である。トレーナーは，教育プログラムをよく理解し，他のトレーナーと協力して，HDを取り扱う職員の教育にあたらなければならない。OJT（on the job training）などで先任のトレーナーから教育方法をよく学び，実践するべきである。

5） 曝露対策教育の評価

曝露対策教育の評価として，知識教育とスキルトレーニングの評価を実施する必要がある。教育を受けた側の評価と教育を実施した側の評価を行い，必要に応じて，教育プログラムを改定しなければならない。

6） トレーニングの記録

知識教育およびスキルトレーニングの開催日，各回の内容と出席状況および評価を記録し，職員の人事ファイルに永久保存することが推奨されている。

●参考文献

1) ISOPP Standards of Practice. Safe Handling of Cytotoxics. J Oncol Pharm Practice, 13 (suppl1) : 1-81, 2007
2) Polovich M, Olsen MM : Safe Handling of Hazardous Drugs (Third Edition) . Oncology Nursing Society, 2017
3) 日本がん看護学会，他・編：がん薬物療法における曝露対策合同ガイドライン2015年版．金原出版，2015
4) Boiano JM, et al : Adherence to safe handling guidelines by health care workers who administer antineoplastic drugs. J Occup Environ Hyg, 11 (11) : 728-740, 2014

（石丸 博雅）

第1章　第2章　第3章

各施設の研究・調査結果

第2章 各施設の研究・調査結果

班研究の目的と概要

1 はじめに

わが国の医療機関の従事者におけるHazardous Drugs（HD）曝露に対する関心は高まっている。2014年，厚生労働省の通知によりHD曝露対策の推進が謳われ[1]，翌2015年に日本臨床腫瘍学会，日本臨床腫瘍薬学会，日本がん看護学会の3学会合同の「がん薬物療法における曝露対策合同ガイドライン」[2]が発刊され，わが国でも各医療機関で対策立案の努力が開始されている。

そこでわが国のHD曝露の実態や対策を明らかにし，対策立案の端緒とするため，国立病院機構（以下，NHO）ネットワーク共同研究「多施設共同抗がん薬曝露実態調査と医療従事者の安全確保のための「Hazardous Drugsの安全な取り扱い」の概念構築」〔H27-NHO（癌般）-01〕を2016年2月から開始した（図）。

本研究では，参加施設内での曝露や対策の実態を明らかにし，エビデンスに基づいた対策立案を行った。これらの，班員間で得られたコンセンサスに基づく対策を各施設で実施することにより，安全な方法を遵守すれば危険ではないという「HDの安全な取り扱い」の概念を構築し，研究成果を医療関係者に周知することで，わが国のHD対策の浸透につなげることを目的とした。

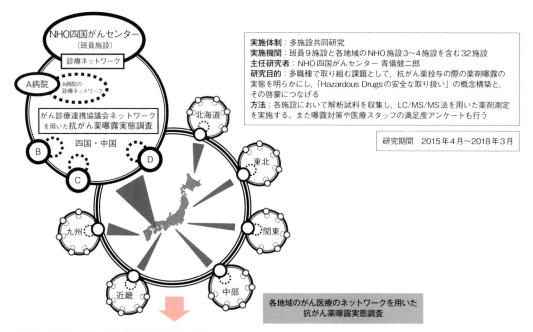

図　班研究の目的と概要

2 研究の参加者

研究組織は，主任研究者を四国がんセンター青儀健二郎とし，全国のNHO施設のなかから，実績の十分な化学療法実施施設として，北海道がんセンター（施設代表：渡邊健一，敬称略，以下同），仙台医療センター（渡邉隆紀），東京医療センター（松井哲），名古屋医療センター（佐藤康幸），大阪医療センター（増田慎三），呉医療センター・中国がんセンター（山下芳典），福山医療センター（大塚眞哉），九州がんセンター（徳永えり子）に参加を依頼し，班員施設とした。班員施設には各地で研究に参加の可能なNHO施設を挙げてもらい，合計32施設が研究参加となった。各NHO施設では必ず医師，看護師，薬剤師からなるチームを構成したうえで研究参加することを義務づけた。さらに各施設には地域に抗がん薬曝露についての研究成果を流布し，わが国の曝露対策を推進することを依頼した。

また研究協力者として曝露研究のパイオニアである，阿南節子（同志社女子大学薬学部，敬称略，以下同），山口聖恵（シオノギ分析センター株式会社），石丸博雅（聖路加国際病院薬剤部），櫻井美由紀（三田市民病院薬剤科），岩本寿美代（元 がん研有明病院看護部），吉田仁（大阪健康安全基盤研究所），安井久晃（神戸市立医療センター中央市民病院腫瘍内科）諸氏に研究内容に関する指導・協力を仰いだ。

3 評価項目と研究のフロー

研究は介入なしの観察研究であり，評価項目としては

1. 薬剤部，外来化学療法室（センター）におけるHD曝露の実態調査
 ①初回調査，②対策後の再調査，③最終調査
2. HD曝露対策の改善と曝露との関連の検討
3. HD曝露対策，医療スタッフの満足度に関するアンケート調査

の3本立てとなる。次に研究のフローを示す。曝露調査は初年度末から約半年ごとに行われ，最終年はそれらの結果の解析とまとめを行うこととした。調査対象となった薬剤として，使用頻度が高く，曝露解析が可能であると判断したCPA，5-FU，PTXの3剤を挙げたが，PTXはそれほど用いられていないことが判明し，2回目以降は削除した。また追加研究として，曝露対策の具体的な手順書と，曝露に関する情報開示の雛型作成を行っている。

曝露調査が終わるたびに班会議を開催し，調査結果と具体的な対策については十分討議を重ね，班内でのコンセンサスを形成していった。また班研究で判明した各施設の問題点は持ち帰り，チームで議論し，対策を立てることを依頼した。各施設の曝露調査結果と課題，対策は本章で具体的に述べられている。対策には，エビデンスに沿っていないものも含まれるが，基本的にはエビデンスを十分認識しながらも各施設で対応可能なことから対策を立てていく方針としている。

また，「HD曝露対策に関するアンケート調査」を，研究開始前（対策前）と開始後（対策後）の各調査項目について行った（結果を次項「**④HD曝露対策に関するアンケート調査の結果**」に示した）。さらに吉田仁氏が開発した薬剤調製時の曝露対策のスコアリングシステムと，同スコアを投与時のスコアリング用として阿南節子，櫻井美由紀両氏が改変したレーダーチャート2つを用いて，各施設の研究開始前と開始後の，調製時・投与時の曝露対策スコアリングを行った結

班研究の目的と概要　25

果を本章で各施設の曝露調査結果とともに示している。

　本研究における「医療スタッフの満足度に関するアンケート調査」は，以前，櫻井美由紀氏が自施設で行ったスタッフ満足度アンケート調査により，薬剤曝露対策を実施することでスタッフの施設に対する満足度，コミットメントが上昇したという結果が得られたことを，本研究班の参加施設で検証する目的で行った。2018年3月時点では解析の途中であるが，スタッフの安全意識が高まることで，組織に対するコミットメントが上がり，特に看護師・薬剤師でその程度が強いという結果が得られた。このアンケート結果は，曝露対策の思わぬ効用を示すものであろう（15ページ，Topics参照）。

4 HD曝露対策に関するアンケート調査の結果

　前述のように，研究開始前（対策前）と開始後（対策後）のHD曝露対策に関するアンケート調査を行った。ここでその結果を紹介する。本項以降に続く各施設の研究結果も見ながら，どのような変化があったかをご覧いただきたい。

【HD曝露対策に関するアンケート調査（対策前・対策後）】
Q. 1日当たりの化学療法件数（処方件数）を教えてください

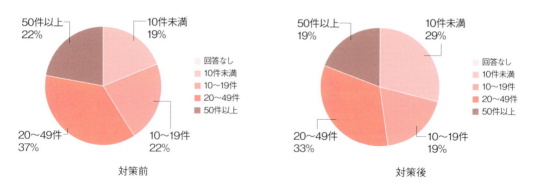

Q. 安全キャビネット（BSC）のクラス・タイプは何ですか？

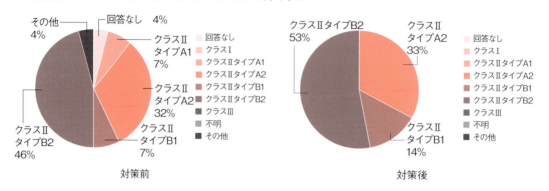

26　第2章　各施設の研究・調査結果

Q. HD調製時の閉鎖系器具は何ですか？（複数回答可能）

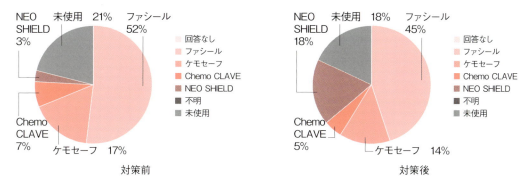

Q. 閉鎖系器具は3薬剤（CPA, IFM, ベンダムスチン）以外でも使用していますか？

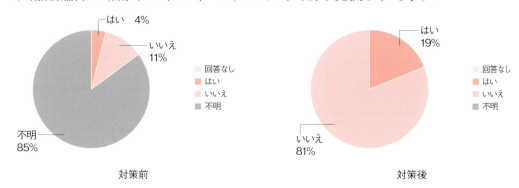

Q. HD調製時の手袋の種類を教えてください（複数回答可能）

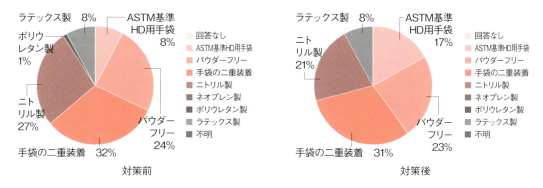

班研究の目的と概要 27

Q. HD調製時のガウンの種類を教えてください（複数回答可能）

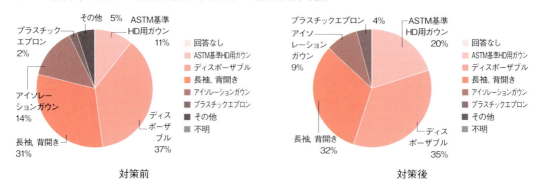

Q. 薬剤部から看護部への配送方法を教えてください（複数回答可能）

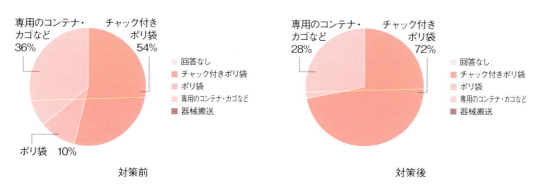

Q. BSCの清掃方法を教えてください（複数回答可能）

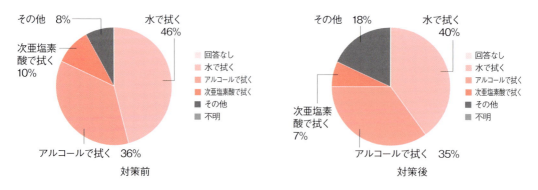

Q. 調製後のゴミの処理方法を教えてください（複数回答可能）

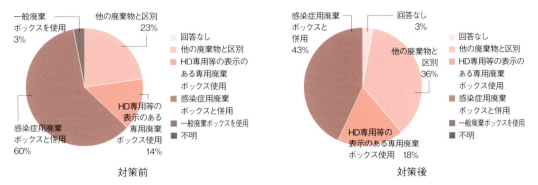

Q. 抗がん薬混合前にプライミングをしていますか？

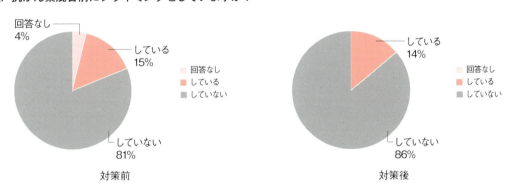

Q. （「プライミングしている」と回答した施設のみ）閉鎖系器具はどのメーカーのものを使用していますか？
（複数回答可能）

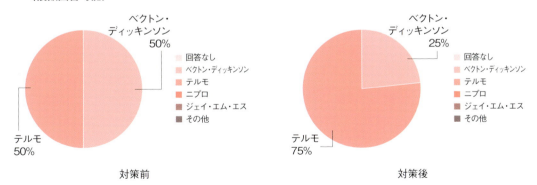

Q. HD投与時の閉鎖系器具は何ですか？（複数回答可能）

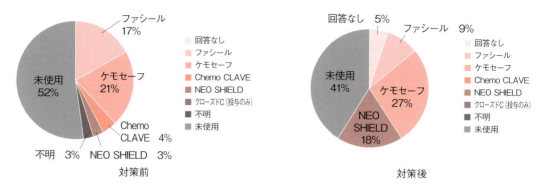

Q. HD投与時の手袋の種類を教えてください（複数回答可能）

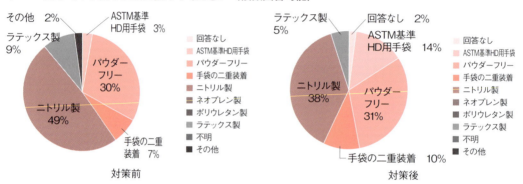

Q. HD投与時のガウンの種類を教えてください（複数回答可能）

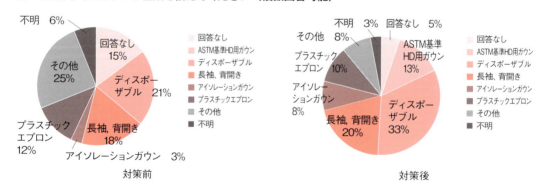

Q. 外来化学療法室（センター）の清掃方法を教えてください（複数回答可能）

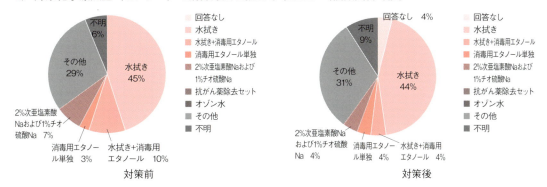

Q. トイレの清掃方法を教えてください（複数回答可能）

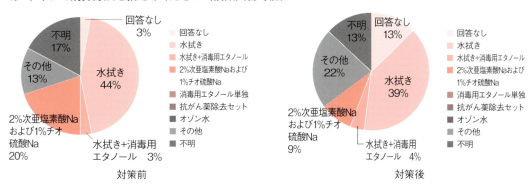

Q. リネン類の洗濯方法を教えてください

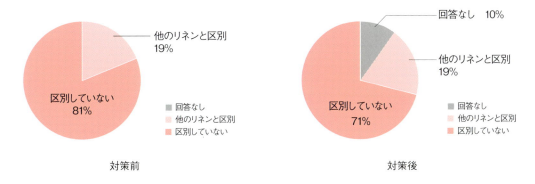

　これらのアンケート結果から，CSTD，PPE，BSC，薬剤配送などにおいて曝露対策の改善が認められている。しかし，対策の不十分な項目も見受けられ，認識や予算の不足がその理由として挙げられよう。対策の継続性が求められる。

5 おわりに

　2018年3月をもって班研究は終了し，これらの結果を順次発表していく予定である。今回曝露調査を行った場所は，主に薬剤部，外来化学療法室（センター）であり，病棟では実施できていない。次のステップとして病棟の曝露調査も積極的に行っていく必要がある。

　これらの班研究による調査結果からわれわれ参加施設が学んだことは，曝露対策とは必ずしも曝露量ゼロを達成することが目標なのではなく，極力低減していく体制の構築が必要であること，さらにモニタリングやスタッフ教育の継続を地道に行っていくことが重要であるということであった。スタッフの労働環境を守るために，まず調査，次に体制例，最後に継続，これがキーワードである。

● 参考文献
1) 厚生労働省労働基準局安全衛生部：発がん性等を有する化学物質を含有する抗がん剤等に対するばく露防止対策について（基安化発0529第2号，2014年5月29日）
2) 日本がん看護学会，他・編：がん薬物療法における曝露対策合同ガイドライン2015年版．金原出版，2015

（青儀 健二郎）

第2章　各施設の研究・調査結果

北海道がんセンターにおける研究・調査の結果

第2章　各施設の研究・調査結果

サマリー

①CSTD試用にて曝露調査を実施，改善したデータを示すことにより病院上層部の理解を得ることができ，CSTD採用申請が承認された。

②便器周囲の飛散が証明され，排尿方法の指導などを見直した。患者向け情報開示方法の研究につながった。

③期待したほどの改善が無い場合もあり，曝露対策は単純ではないこと，調製，投与，運搬，廃棄，清掃，患者指導，職員の啓発など多角的な対策を要することが理解できた。

北海道がんセンターの概要

・**病床数**：520床
・**標榜診療科**：24科
・**外来化学療法実施件数**：8,799件（2017年度）
・**入院化学療法実施件数**：5,754件（2017年度）
・**院内がん登録件数**：2,451件（乳房510件，肺390件，子宮366件，前立腺208件，大腸・肛門146件，リンパ腫・造血器139件，口腔・咽頭95件，腎・尿路77件，膀胱77件，骨軟部73件，卵巣・卵管71件，胃73件など，2017年度）
・**クリーンルーム**：クラス10,000
・**安全キャビネット（BSC）**：4台（クラスⅡタイプB2）

　北海道がんセンター（以下，当院）は，北海道で唯一の都道府県がん診療連携拠点病院であり，道内19の地域がん診療連携拠点病院とともに，ほぼ九州と四国を合わせた面積をもつ広い医療圏をカバーしている。遠方の患者は通院治療が困難であり，そのため入院治療の比率が高くなっている。標榜診療科は24科，ほとんどががん患者で，全病棟で化学療法を実施している。

　化学療法検討委員会に各職種・各診療科が参画，化学療法の実施・運用・安全に関する討議を行い，マニュアル等を整備，院内Web上で参照可能としている。

研究・調査の背景

　国立病院機構（NHO）ネットワーク研究の共同研究機関として参加，まず院内で2015年12月，乳腺外科医（研究責任者，外来化学療法副センター長），腫瘍内科医（がん薬物療法専門医，外

北海道がんセンターにおける研究・調査の結果　**33**

来化学療法センター長），薬剤師3名（がん専門薬剤師2名，薬剤部無菌室製剤室担当薬剤師），がん化学療法看護認定看護師1名，計6名からなる専門チームを発足させた。また，道内3施設（北海道医療センター，旭川医療センター，国立函館病院）に研究への参加を呼びかけ，共同で実施することになった。それまでも曝露対策の必要性を認識し，マニュアル整備，研修は行われていたが，各職種，部署内での対策にとどまっており，特に医師の関心が低いことは否めなかった。本研究により曝露の実態が可視化され，対策の効果を評価し，院内で情報共有することで，曝露対策が大きく進むことが期待された。

研究・調査の経過

　1回目の調査は2016年3月14日〜3月18日，2回目は2016年11月18日〜11月22日，3回目は2017年5月15日〜5月19日のそれぞれ5日間で実施した。

		調査開始時	問題点	対　策	効　果 （改善があったこと）
薬剤部HD 調製時	1回目 調査後	CSTDはCPAのみに使用	調製時の手技，経験値の差が大きい	調製者の手技の再確認	手技の確認により，微妙に異なっていた手技の統一化につながった
	2回目 調査後	CSTDはCPAのみに使用	BSC内での曝露→監査者への曝露→搬送トレイへの曝露と順を追っての曝露の拡大が予想される	・頻繁な手袋の交換 ・手技の定期的な確認	BSC内の5-FUの検出が低下
HD投与時	1回目 調査後	・PPEはビニールエプロン，手袋，マスク ・CSTDの使用なし　清掃は朝・夕2回	・閉鎖系回路の未使用ボトル交換時にスパイクの抜き差しあり ・PPE不十分 ・清掃方法・頻度	・エプロンからガウン使用へ変更 ・スパイクの抜き差しは最小限とする ・投与側にはペーパーシート使用 ・清掃は患者ごとにアルコールガーゼ清拭，終業後は中性洗剤で清掃1回/日	PPEの充実（偶発的なスピルがあったため薬剤検出量は減少せず）
	2回目 調査後	CSTDの使用なし	閉鎖系回路の未使用ボトル交換時にスパイクの抜き差しあり	CSTDの試用	CPAの曝露検出量の低下→後日CPA使用時のCSTD使用承認

34　第2章　各施設の研究・調査結果

		調査開始時	問題点	対　策	効　果（改善があったこと）
HD運搬時（薬剤部→通院治療室/病棟）	1回目調査後	・チャック付きポリ袋に密閉し，専用トレイに入れて搬送 ・通院治療室への搬送は看護スタッフ，病棟は看護助手が搬送	通院治療室への搬送時PPEは手袋装着，その他は徹底されておらず，病棟への搬送時手袋などの防護なく搬送	・通院治療室への搬送時PPEは手袋，ガウン，マスク装着へ ・病棟への搬送時手袋装着は必須とし呼びかけ	外来化学療法センターでのPPEの徹底と方法の統一
	2回目調査後	・チャック付きポリ袋に密閉し，専用トレイに入れて搬送 ・通院治療室への搬送は看護スタッフ，病棟は看護助手が搬送	病棟への搬送時のPPEの不足	・病棟搬送の看護助手に呼びかけ ・次年度の看護助手研修に曝露予防についての時間確保を依頼	病棟助手の曝露，PPEの必要性の知識が伝達された
排泄物処理関連	1回目調査後	患者に対する排尿方法の指導はなし	排尿時の飛散による曝露の可能性がある	外来化学療法センターで患者への排尿方法を指導，ポスター掲示（男性は座って排尿，終了後は2回フラッシュ）	男性便器付近での抗がん薬検出量の減少
	2回目調査後	外来での排尿方法の指導は浸透ポスターでの患者への注意喚起を継続して行う	・患者の協力が得られないと効果はなし ・病棟部門での指導は未実施	院内統一の化学療法前患者オリエンテーション用紙に曝露予防としての排尿方法を記載し使用を促す	外来と病棟で院内統一した患者指導
病院上層部の理解	1回目調査後	曝露予防の必要性についての認識は不十分	曝露予防に必要な経費が捻出できない	・病院上層部へデータをもとに曝露研究経過について報告 ・曝露予防の必要性を伝える	・曝露予防の必要性への理解が得られた ・CSTDの試用許可あり
	2回目調査後	曝露予防の必要性についての認識はあり	曝露予防に必要な経費は限定的（投与時CSTD使用の承認なし）	CSTD試用のデータをもとに採用申請	CPA使用時のCSTD使用承認あり

第2章　各施設の研究・調査結果

北海道がんセンターにおける研究・調査の結果　35

なお，薬剤部と通院治療室における抗がん薬検出量の推移は，次のグラフのとおりである。

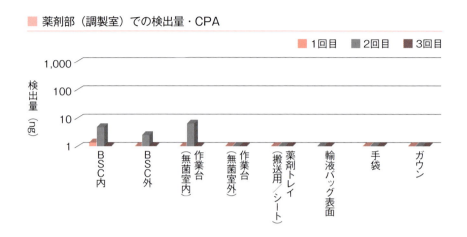

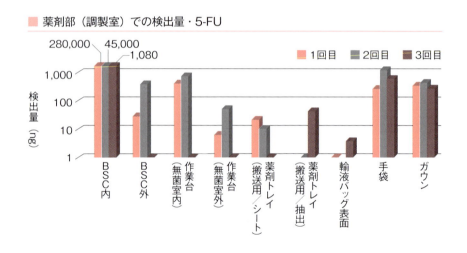

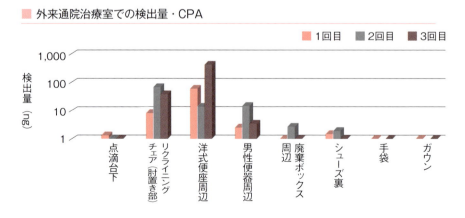

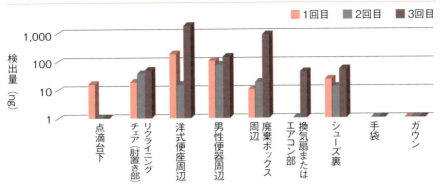

調剤期間中の抗がん薬の調製量は次のとおりだった。

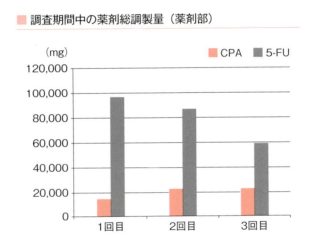

　曝露調査開始時，当院ではCPA調製時にのみCSTDを使用，投与時には用いていなかった。5-FUは使用量の多さに加え，閉鎖回路ではないインフューザーポンプへの充填を要することが多いため，BSC内外から多く検出され，さらに薬剤部内や外来治療センターに拡散している可能性が示された。薬剤師の手技を再確認することで改善傾向を認めた。男性便器・洋式便座周辺から抗がん薬が検出され，患者への排尿方法の指導を見直した。第2回目の調査でリクライニングチェア肘置き部からCPAが検出され，原因として偶発的なスピルがあったことが確認された。第3回目の調査で廃棄ボックス周辺より5-FUが検出され，自宅で終了したインフューザーポンプの持ち込みによる可能性を考えた。

研究・調査を振り返って

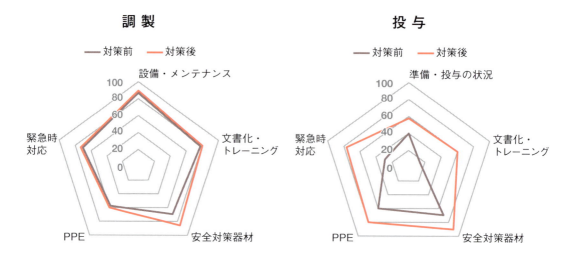

　サンプリングシート法を含むHD曝露調査の結果は，投与，調製手技や偶発的なスピルなどをよく反映しており環境モニタリングの方法として有用と思われた。CSTDの適応拡大，使用が必要であるが，導入経費が問題となっていた。今回の調査結果を示しながら，CPA投与時のCSTD試用を申請し，第3回曝露調査に合わせて使用した。CPAの曝露検出量の低下を確認したうえでCSTDの採用を申請し承認された。コスト面での制約があったが，本研究の調査がブレイクスルーとなった。今後，他の薬剤への適応拡大も必要となる。当院は老朽化しており，本研究と同時期に新築計画，設計，施工が進められた。薬剤部調製室から外来治療センターへの薬剤の運搬導線は一般通路を使わざるをえず，また治療室専用トイレがないため患者，スタッフは一度センター外へ出て共用トイレを使用している。男性便器・洋式便座周辺から抗がん薬が検出され，飛散および履き物を介した汚染の院内への拡散が防げていなかった。新病院では治療センター内に専用トイレが備えられ，薬剤運搬導線も最短となる見込みである。今後は入院病棟での曝露対策が課題となるであろう。今回の調査でHD曝露の実態を可視化し得たことにより，曝露対策の方向性を確認できた。曝露対策は単純ではなく，調製，投与，運搬，廃棄，清掃，患者指導，職員の啓蒙など多角的な対策を要し，チーム医療が不可欠である。

　また，得られたデータをもとにマニュアルの整備，患者指導，職員の啓発をさらに進める必要がある。HD曝露対策は医療スタッフチームとして取り組むべき喫緊の課題であり，今回の曝露実態調査は対策の端緒となった。

第2章 各施設の研究・調査結果

仙台医療センターにおける
研究・調査の結果

サマリー

①投与時用のCSTDをB社製品からA社製品に変更したことで，CPAの検出量が減少した。

②作業台に防水シーツを敷いて作業することで，CPAおよび5-FUの検出量が減少した。

③リクライニングチェアの肘置きを界面活性剤含有の使い捨てワイプで二度拭きしたことで，
5-FUの検出量が減少した。

仙台医療センターの概要

・**病床数**：698床

・**標榜診療科**：32科

・**入院化学療法実施件数**：4,188件（2017年度）

・**外来化学療法実施件数**：6,581件（2017年度）

・**クリーンルーム**：2床（クラス10,000）

・**準クリーンルーム**：7床（クラス100）

・**安全キャビネット（BSC）**：2台（クラスⅡタイプB2）

　仙台市の東側に位置する高度急性期の総合病院で，地域がん診療連携病院に指定されており，外来化学療法加算1を取得。血液内科病棟では，骨髄バンクの認定施設として造血幹細胞移植なども行っている。がん領域の有資格者として，がん薬物療法認定薬剤師1名，がん専門看護師1名，がん化学療法看護認定看護師4名，乳がん看護認定看護師1名が所属している（2018年4月現在）。

　安全対策に関わるチームとしては，医療安全管理委員会が担っている。抗がん薬の適正使用については，抗がん剤安全投与委員会が管理しており，化学療法に関わる診療科の医師や薬剤師，看護師により，新たに申請されたレジメンの妥当性や投与管理について討議されている。また，院内で発生した化学療法に関わるインシデントレポートが共有されている。

　従来，看護部だけで使用していた抗がん薬の曝露対策マニュアルを，2015年から院内共通のマニュアルに変更し，抗がん薬の調製，投与管理，患者・家族に対する曝露対策などに活用されている。

研究・調査の経過

　1回目の調査は2016年3月14日～3月18日，2回目は2016年11月14日～11月18日，3回目は2017年5月8日～5月12日のそれぞれ5日間で実施した。

		調査開始時	問題点	対　策	効　果（改善があったこと）
薬剤部HD調製時	1回目調査後	・BSC内からCPAが46.2ng検出された ・調製用のCSTDにはA社製品を使用し，調製後にB社製品の投与時用CSTDを輸液バッグに接続していた	HD調製後，輸液バッグに接続した投与時用CSTD（B社製品）の先から漏れていた可能性がある	投与時用のCSTDを見直し，先行研究[1]でも薬剤漏れが指摘されているため，B社製品からA社製品へ変更した（対策継続）	2回目の調査では，CPAが2.7ng，3回目調査では検出限界以下となったため有効
薬剤部でのHD監査時	1,2回目の調査後	作業台（監査台）から5-FUが1回目は14.7ng，2回目は25.4ng検出された	終業時に使い捨てワイプで清拭していたが，1回の清拭だけでは不十分である可能性がある	防水シーツを敷いた上で作業し，始業時および終業時に作業台（監査台）を使い捨てワイプで清拭することとした	3回目の調査で，CPAが検出限界以下となったため有効
外来化学療法室での投与準備時	1回目調査後	点滴作業台からCPAが2.15ng，5-FUが101ng検出され，また，輸液バッグ表面から5-FUが12.3ng検出された	調製後の輸液バッグ表面に付着しているHDにより作業台が汚染した可能性がある	調製後の輸液バッグを取り扱うスペースに防水シーツを敷いて作業し，終業時には使い捨てワイプで作業台を二度拭きすることとした（対策継続）	2回目および3回目での調査で，点滴作業台からのCPAおよび5-FUは検出限界以下になったため有効
外来化学療法室でのHD投与時	1回目調査後	ガウンからCPAが229ng検出された	投与時用CSTDのつなぎかえ時に揮発し，ガウンに付着した可能性がある	投与時用のCSTDを見直し，B社製品からA社製品へ変更した（対策継続）	2回目および3回目での調査では，CPA検出限界以下になったため有効
		リクライニングチェアの肘置きから5-FUが202ng検出された	5-FUのボーラス投与時の輸液バッグ交換時に飛散した可能性がある	輸液バッグ交換時の基本的手技を徹底し，使い捨てワイプで二度拭きすることとした（対策継続）	2回目の調査では，5-FU検出量は2.05ngに減少し，3回目の調査では，検出限界以下にはならなかったが，3.5ngと減少を維持

40　第2章　各施設の研究・調査結果

なお，薬剤部と外来化学療法室における抗がん薬検出量の推移は，次のとおりである。

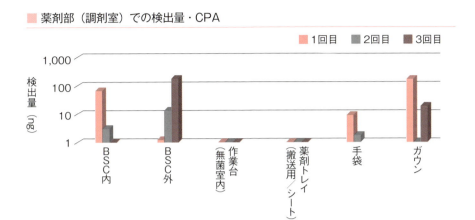

■ 薬剤部（調剤室）での検出量・CPA

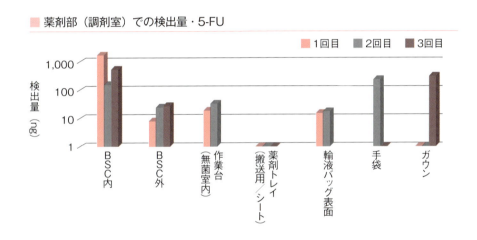

■ 薬剤部（調剤室）での検出量・5-FU

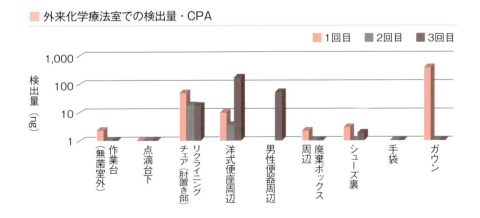

■ 外来化学療法室での検出量・CPA

■ 外来化学療法室での検出量・5-FU

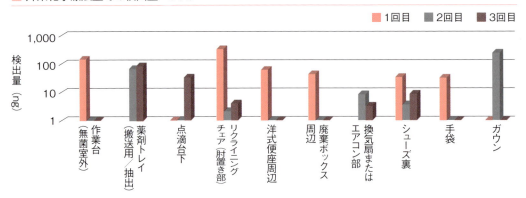

また，調査期間中の総調製量・投与量，CSTDの適応状況は以下のとおりである。

■ 調査期間中の薬剤総調製量（薬剤部）

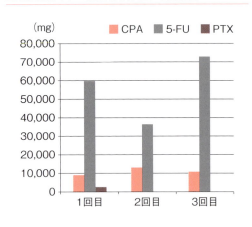

■ 調査期間中の薬剤総投与量（外来化学療法室）

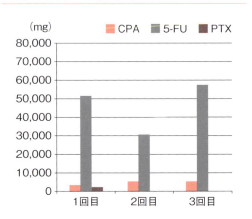

■ CSTDの適応状況

	入院・外来調製	入院・外来投与
1回目調査時	CPAなど3剤（A社）	CPAなど3剤（B社）
2回目調査時	CPAなど3剤（A社）	CPAなど3剤（A社）
3回目調査時	CPAなど6剤（A社）	CPAなど7剤（A社）

研究・調査を振り返って

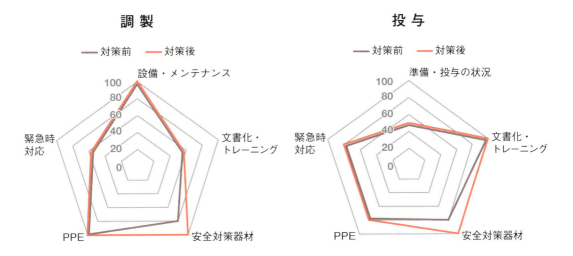

　薬剤漏れが疑われた投与時用CSTDをB社製品からA社製品に変更したことにより，BSC内（薬剤部）およびガウン（外来化学療法室）のCPAが検出限界以下になった。そのため，本対策は有効であったと考えられ，A社製品はより閉鎖性が高いデバイスであることも示唆された。この調査結果から，より安全に抗がん薬の取り扱いができるように調製・投与ともに揮発しやすい3剤に加え，国際がん研究機関（IARC）の発がん性リスク分類グループ1に属している4剤にもA社製のCSTDを使用することにした。また，薬剤部および外来化学療法室の作業台に防水シーツを敷いて作業することとし，始業時または終業時に界面活性剤含有の使い捨てワイプで清拭または二度拭きした。その結果，CPAおよび5-FUが検出限界以下になったことから，本対策は有効であったと考えられる。

　同様にリクライニングチェアの肘置きも使い捨てワイプで二度拭きし，輸液バッグ交換時の基本的手技を徹底したことで5-FU検出量が減少したことから，本対策は有効であったと考えられる。しかし，清拭だけでは限界があるため，リクライニングチェア用の防水シーツの開発が望まれる。

▶調製時レーダーチャートとの相関性

　BSC内外および作業台（監査台）の調査結果とレーダーチャートの「トレーニング」の項目との相関性が認められたため，当該箇所の清掃方法を文書化し，スタッフをトレーニングしていく必要がある。

▶投与時レーダーチャートとの相関性

　1回目の調査後，投与時のCSTDを変更しレーダーチャートの「安全対策器材」の項目が上昇した。その結果，2回目の調査結果でCPAの検出量が減少したため，レーダーチャートとの相関性があると考えられる。

● 参考文献
1) De Ausen L, et al : Leakage from closed-system transfer devices as detected by a radioactive tracer. Am J Health Syst Pharm, 70（7）: 619-623, 2013

第2章　各施設の研究・調査結果

東京医療センターにおける研究・調査の結果

サマリー

①初めての病院を挙げての抗がん薬曝露調査となった第1回目の調査では，調剤室と通院治療センターの広範な箇所で高レベルの薬剤汚染があり，医師・薬剤師・看護師が協力して問題に取り組む意識が共有できた。

②CSTDの使用・活用が不十分と判断されたので，器機を再選定し，対象薬剤を拡大，外来および入院調製のすべてに使用できるように適応範囲を拡大した。

③本研究で得られた調査結果は，日常診療における重大な問題と認識され，院長をはじめとする病院上層部にもその対策の重要性を説得できた。結果的に，病院のオフィシャルな活動として改善策に取り組んだことが大きな成果につながった。

東京医療センターの概要

- **病床数**：780床
- **標榜診療科**：34科
- **外来化学療法実施件数**：5,631件（2016年）
- **入院化学療法実施件数**：3,352件（2016年）
- **院内がん登録件数**：2,440件（前立腺510件，乳房317件，結腸・直腸315件，胃191件，肺175件，子宮174件，膀胱86件，悪性リンパ腫82件など，2015年）
- **クリーンルーム**：ISOクラス5
- **安全キャビネット（BSC）**：2台（クラスⅡタイプA2，クラスⅡタイプB2）

　標榜診療科は34科で，都心に存在する高度急性期の総合病院。病院の周囲は住宅街であり，近隣に居住する比較的高齢者の患者が多い。がん診療連携拠点病院であり，地域でのがん診療を主導する立場にある。

　安全対策に関わるチームは，医療安全管理部が中心的に担っている。抗がん薬の適正使用については，レジメン管理委員会で管理されている。また，ほとんどの化学療法は外来通院で実施されており，通院治療センター運営会議で抗がん薬投与時の適正使用や安全管理が討議されている。

　抗がん薬の調剤や投与に関して既存のマニュアルは存在したが，今回の研究を契機として追加・改定がされてきている。クリーンルームには，クリーンベンチ2台と，混注監査システムを装備した クラスⅡタイプB2とクラスⅡタイプA2のBSC2台が設置されている。

研究・調査の背景

　国立病院機構（NHO）内の共同研究として参加を決め，関東地方の各県のNHO病院にも参加を打診して，埼玉病院，水戸医療センター，高崎医療センターからも研究参加が得られた。院内では，抗がん薬使用経験の豊富な乳腺科と血液内科の医師，がん薬物療法認定薬剤師，がん化学療法看護認定看護師が主体的に関わって研究を遂行した。各調査の開始前と結果判明後には会合をもち，問題点を相互確認して，その対処を検討した。

　施設単独での調査では測定結果の解釈が困難であったと考えられたが，他施設（患者数や抗がん薬使用量が同じ程度）との比較を行うことで，当院の薬剤汚染の程度が客観的に把握できた。また，多施設の専門家（医師，薬剤師，看護師など）が一同に会した全体会議に参加して，所属施設を越えた環境改善の取り組みが議論でき，研究を推進する大きなモチベーションになった。

　研究を実施する過程で，問題の解決には院内横断的な取り組みが必要であり，薬剤部，看護部，診療部がまとまって，対策を講じる必要性を痛感した。また，得られた調査結果は研究という枠で捉えるよりも，日常診療の場での環境汚染そのものであり，医療スタッフや患者の安全確保の観点から，適切で早急な改善策をとる必要があった。当院の研究責任者として，研究結果に対する改善策は病院のオフィシャルな業務改善策にすべきと認識した。

　定期開催されている通院治療センター運営会議のなかで，われわれの研究活動は病院のオフィシャルな活動であるとのコンセンサスを得て，広く院内の教育や指導に生かすことができた。

　分担者が討議を経て採択した対応策は，オフィシャルなワーキンググループでの決定事項として承認を得られたので，全病院的なCSTDの入れ替えや適応拡大も順調に進めることができた。

研究・調査の経過

　1回目の調査は2016年3月14日〜3月18日，2回目は2016年11月28日〜12月2日，3回目は2017年5月15日〜5月19日のそれぞれ5日間ずつ実施した。

		調査開始時	問題点	対　策	効　果 （改善があったこと）
薬剤部	1回目 調査後	手袋・ガウンの検出が多い	CSTDの活用が不十分	・CSTD製品の変更 ・CSTD使用範囲の拡大	CSTDの変更ができた
			従事する薬剤師の意識の不足	教育・スキルアップ 業務手順書の見直し	注意喚起効果
		広範囲の薬剤汚染	清掃が不十分	・清掃の徹底 ・PPEの徹底	
	2回目 調査後	安全キャビネット外の検出	・CSTDの活用が不十分 ・清掃が不十分	・CSTD使用範囲の拡大 ・清掃の徹底	CSTD使用範囲の拡大ができた
	3回目 調査後	5-FUの手袋・ガウンの検出が多い	注入ポンプ充填時の手技	・漏出実験 ・教育・注意喚起	漏出の確認

東京医療センターにおける研究・調査の結果　45

		調査開始時	問題点	対　策	効　果 （改善があったこと）
通院治療セ ンター（看 護部）	1回目 調査後	点滴台下，肘置き部での検出が多い	抜針時の飛散	抜針時の飛散状況確認実験 安全な手技の再確認	注意喚起効果
			CSTDの活用が不十分	CSTD製品の変更 CSTD使用範囲の拡大 使用法の教育	CSTDの変更ができた CSTD使用範囲の拡大ができた
		廃棄ボックス・シューズ裏の検出	清掃が不十分 シューズを介して汚染の拡散	清掃の頻度の増やす シューズカバーの検討	
		便座周辺での検出	男性の排尿時の姿勢	座ることを徹底 便座のふたを閉めて流水する指導	
	2回目 調査後	点滴台下，肘置き部での検出が多い	CSTDの活用が不十分 抜針時の飛散	CSTD使用範囲の拡大，使用法の教育 安全な手技の再徹底	
		便座周辺での検出	男性の排尿時の姿勢	座ることを徹底 トイレ清掃回数を1日2回へ増やす	注意喚起ポスターを掲示，教育につながった
	3回目 調査後	点滴台下，肘置き部での検出が多い	抜針時の飛散	安全な手技の再確認	

■ 薬剤部（調剤室）での検出量・CPA

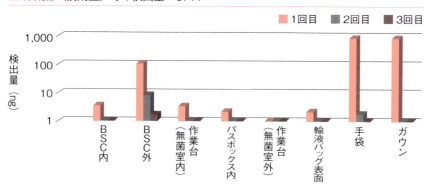

■ 薬剤部（調剤室）での検出量・5-FU

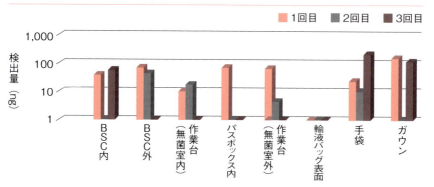

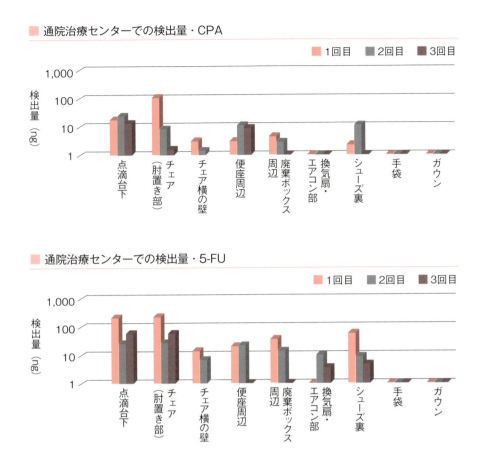

　1～3回の調査期間での，BSC内でのCPA総調製量は1回目8,420mg，2回目14,014mg，3回目10,600mgであった。また，5-FUの総調製量は1回目49,974mg，2回目83,581mg，3回目31,609mgであった。PTX総調製量は1回目3,722.2mgであった。

　一方，通院治療センターでの対象ベッドあたりのCPA総投与量は1回目1,170mg，2回目3,200mg，3回目6,500mgであった。また，5-FUの総投与量は1回目10,600mg，2回目13,700mg，3回目18,000mgであった。PTXの総投与量は1回目495mgであった。

　なお，1回目の調査では，PTXも測定対象薬となっていたが，調製と投与の各所での検出はなく，粘性の高い物性のために，汚染につながりにくいと解釈した。

　調査期間でのCSTDの適応状況は以下のとおりである。

	外来調製	入院調製
1回目調査時	CPAなど3剤（A社）	－
2回目調査時	CPA，5-FUなど4剤（B社）	－
3回目調査時	CPA，5-FUなど4剤（B社）	CPA，5-FUなど4剤（B社）

　1回目の調査時には，外来のCPA調製のみA社製品を使用し，入院のCPA調製はCSTDを使用せず，別の（調査対象外）BSC内で行った。5-FUについてはCSTDを使用していなかった。2

回目の調査時には，外来のCPAと5-FUの調製はすべてB社製品を使用して調製を行った。入院でのCPAと5-FUの調製については，CSTDを導入しておらず別の（調査対象外）BSC内で行った。3回目の調査時には，外来と入院のすべてのCPAと5-FUの調製にB社製品を使用した。

　1回目の調査では，調剤室と通院治療センターの各所で高レベルの薬剤飛散があり，薬剤汚染の深刻さを示していた。特に調剤にあたる薬剤師の手袋とガウンに高レベルの付着があった。まず，調剤でのCSTDの活用不全が問題視された。すでに採用されていたA社製品は点滴ラインとの相性が悪いとの結論に至り，B社製品への変更を決定した。この変更により，調剤と輸液ラインの完全な閉鎖系が確立できた。また，「無菌調製処理料1」の対象拡大に伴って，5-FUの調製にもCSTDを使用できるようになった。その後，院内の抗がん薬投与マニュアルを再度整備して，薬剤師と外来・病棟看護師にも指導を徹底することで，全病院的な閉鎖系システムの運用に至った。CSTD適応拡大により，各所の薬剤汚染は顕著に改善し，その効果が実感できた。

　通院治療センターでは，患者さんに点滴を行うチェアの肘置きと点滴台下の汚染を問題視した。確立した閉鎖系であっても，点滴針を抜く作業はオープン系になっていると解釈でき，飛散を最小限に抑える抜針手技を検討した。抜去したサーフロー針を速やかに覆って処理し，廃棄する方法を採った。また，5-FUの携帯型持続ディスポーザブルポンプへの切り替えも細心の注意を払う必要があるとの認識に至った。

　調剤と投与のいずれの場面でも，作業者の手袋，ガウン，シューズなどに付着した薬剤は移動に伴って拡散している状況が読み取れた。1次汚染部位からの拡散を抑えるために，PPEの交換頻度の見直し，新たにシューズカバー採用なども議論した。また，頻回の清掃が有効と判断して，トイレや廃棄ボックス周辺の清掃回数を増やすように努めて，効果が得られた。

　3回目の調査でBSC内の5-FU汚染が増加していた。CSTD導入でCPAは効率的に抑えられており，両者の違いの原因として，注入ポンプ補充時の手技により閉鎖系が解除される可能性が考えられた。当院の薬剤師が独自に検証実験を行い，プライミング操作で5-FU汚染が引き起こされる実態が確認できた。その後に，手順書を改定して対処している。

　全研究経過を通しての実感として，CSTD導入にはコストがかかるものの，直接的な曝露の問題解決には非常に有効であった。しかし，CSTD導入のみですべての問題が解決されるわけではない。曝露対策ヒエラルキーコントロールの底辺となるPPE使用の徹底やスタッフ教育・患者指導等のための取り組みも平行して進めることが重要であった。

研究・調査を振り返って

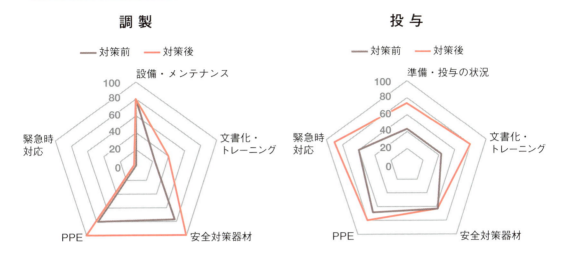

　今回調査の結果では，薬剤汚染の契機となる起点が数カ所に限定されており，対策の焦点を絞ることができた。調剤過程のBSC内の操作，実際に点滴を実施して抜針を行うベッドサイド，患者が使用するトイレと廃棄ボックス周辺が最初の汚染箇所になっていた。これらの箇所で起きた薬剤汚染が，調剤を行う薬剤師の手袋やガウンに付着して，調剤室内で拡散していた。また，実際に点滴を行う場では，ベッドサイドやトイレ周辺から起きた薬剤汚染が看護師などスタッフのシューズを介して拡がっていた。厳格にCSTDを使用することで，かなりの薬剤汚染は回避できていた。また，清掃を頻回に行うことで，1次汚染箇所からの拡散も低減できると思われた。しかしながら，わずかな汚染を完全に回避することは難しく，適切にPPEを使用して，現場に則した手順書を用いたスタッフ教育は必要不可欠である。危険な薬剤を取り扱っていることを常に自覚し，基本的な安全マニュアルを遵守する重要性を再認識する結果となった。

第2章　各施設の研究・調査結果

名古屋医療センターにおける研究・調査の結果

サマリー

①抗がん薬曝露と環境汚染に関しては，調査を行っても評価をする手段が標準化されておらず，具体的な安全管理体制を整えにくい現状があるため，本研究により医療スタッフへの曝露と環境の汚染状況を数値として可視化することで，問題のある箇所が抽出でき有効な対策を講じることが可能となった。

②当院では本研究開始前よりCSTDを導入しており，本研究を通してCSTDの使用は調製薬剤師および環境への汚染を防止するために有効であると考えられたが，CSTDの使用だけでは抗がん薬曝露を完全に防ぐことはできず，曝露および環境汚染対策としてBSC内の清掃方法や抗がん薬の取り扱い方法の変更を行った。

③本研究で得られた調査結果により，当院ではマニュアル作成などの文書化・抗がん薬を取り扱うスタッフのスキルにおいて改善の余地があるため，マニュアルの整備やスタッフ教育を今後の課題としたい。

名古屋医療センターの概要

・**病床数**：740床
・**標榜診療科**：32科
・**外来化学療法実施件数**：8,185件（2017年度）
・**入院化学療法実施件数**：6,324件（2017年度）
・**クリーンルーム**：クラス10,000
・**安全キャビネット（BSC）**：3台（クラスBタイプⅡ）

　名古屋医療センター（以下，当院）は地域医療支援病院であり，現在32の標榜診療科と740の病床を擁し，がん診療連携拠点病院に指定されている。当院の外来化学療法室には臨床腫瘍科（腫瘍内科）医，看護師，薬剤師が常駐しており，情報を共有しながらスタッフ間の連携強化を図り，抗がん薬投与中の血管外漏出やアレルギー反応などの問題にも速やかに対応できるように工夫を行っている。

研究・調査の背景

　本研究に参加するにあたり，当院では化学療法に携わる乳腺外科医師，臨床腫瘍科医師，薬剤

師，看護師を中心とする多職種が協力し調査を行い，結果から現状の問題点や対策の必要性について話し合った。

当院では，本研究開始前より抗がん薬の曝露対策として，抗がん薬を払い出す際には薬剤部で生理食塩水によるプライミングを行っており，調製時はCPA，IFM，ベンダムスチンの3剤，必要時には他の抗がん薬についてもCSTDを導入し，投与時はすべての抗がん薬についてCSTDを使用している。

研究・調査の経過

1回目の調査は，2016年3月22日～3月28日，2回目は2016年11月14日～11月18日，3回目は2017年5月15日～5月19日にそれぞれ実施した

1）薬剤調製室内

		調査開始時	問題点	対策	効果（改善があったこと）
薬剤調製室内	1回目調査後	環境の清掃は年に1回床掃除	・清掃回数が少ない・調製用イスや作業台からの検出	・水拭き＋から拭き（月1回）・床，調製用イス，作業台，スリッパの清掃	BSC外での検出が減少
		薬剤トレイ（払い出し用）の清掃の規定なし	定期的な清掃がされていない	水拭き＋から拭き（月1回）	薬剤トレイからの検出なし
	2回目調査後	新規対策なし			
	3回目調査後	BSC内は0.3％水酸化ナトリウム＋水拭き＋から拭き（毎日）	5-FUの検出が多い	0.3％水酸化ナトリウム＋水拭き＋から拭き（毎日）に加えて，2.5％次亜塩素酸による清掃（月1回）を今後導入予定	―

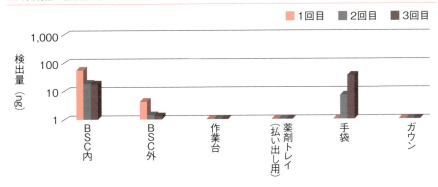

■ 薬剤部（調剤室）での検出量・CPA

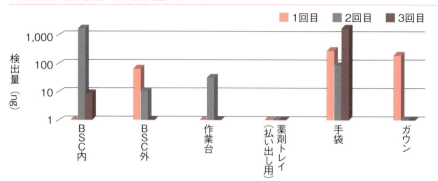

1回目の調査期間において，薬剤調製室内のBSC外（調製用イス）よりCPA，5-FUが検出されたことから，薬剤の調製を行うBSC前の床などにも抗がん薬による汚染があると推測された。対策として毎日の清掃（掃き掃除）に加え，月に1度，薬剤調製室内の床や作業台をはじめとする環境の水拭き，から拭きを行うこととした。

■ 各測定場所における対策

測定場所	対策前（1回目）	対策後（2回目以降）
BSC内	CSTDの使用，0.3％水酸化ナトリウムによる清掃＋水拭き＋から拭き	0.3％水酸化ナトリウム＋水拭き＋から拭き（毎日）に加えて，2.5％次亜塩素酸による清掃（月1回）を今後導入予定
BSC外（調製用イス）	清掃なし	水拭き＋から拭き（月1回）
ガウン（調製薬剤師）	サージカルガウン着用	変更なし
手袋（調製薬剤師）	ニトリル製手袋（2重）	変更なし
薬剤トレイ（払い出し用）	水洗い	水拭き＋から拭き（月1回）
輸液バッグ	―	―
作業台	清掃なし	水拭き＋から拭き（月1回）

対策を行った後の2回目，3回目の調査期間においても，BSC外（調製用イス），作業台からCPA，5-FUの検出があり，調製による安全キャビネット外の汚染は日常的に起こっており，環境の定期的な清掃により除去していくことが今後も必要と考えられた。

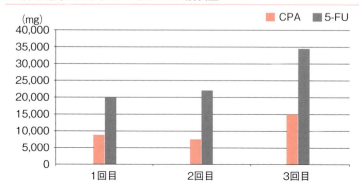

調査期間における薬剤調製量の変動はあったが，CPAでは調製量が増加してもBSC内・外における検出量の増加がみられないことから，CSTDの使用により抗がん薬を封じ込め，調製薬剤師および環境への汚染を防止するために一定の効果は得られており，有効であると考えられた。5-FUについては，CSTDが使用できないインフューザーポンプへの調製が検出量に影響している可能性が考えられた。また，現在清掃に使用している0.3%水酸化ナトリウムのみでは5-FUの不活化が行えないため，2.5%次亜塩素酸による定期的な清掃も導入予定である。

2）外来化学療法室内

		調査開始時	問題点	対　策	効　果（改善があったこと）
外来化学療法室内	1回目調査後	トイレでの排泄時，男性は立位で排泄	立位排泄による便器周辺の汚染	お知らせを作成してトイレに掲示し，座位での排泄を啓発	検出量減少なし
		リクライニングチェアのアルコール消毒（患者ごと）	患者体液による汚染の可能性	水拭き＋から拭き（患者ごと）へ変更	検出量減少なし
	2回目調査後	立位排泄による便器周辺の汚染	座位での排泄を啓発するも遵守率が不明	専用のアメニティ（スリッパ）などの配置を検討	今後実施予定

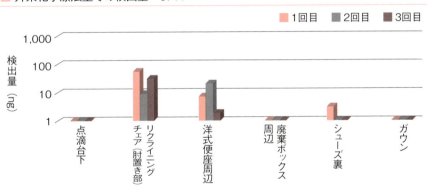

■ 外来化学療法室での検出量・CPA

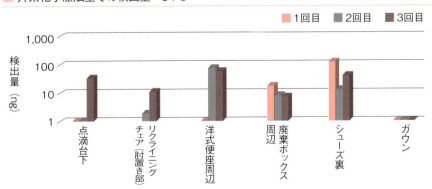

■ 外来化学療法室での検出量・5-FU

外来化学療法室内ではリクライニングチェア肘掛け部，看護師のシューズ裏，洋式便器周辺等からCPA，5-FUが検出された。この結果を参考に，薬剤調製室内と同様に，普段の清掃に加え水拭きとから拭きを行うよう対策をとった。一回目の測定時より洋式便器周辺からCPA，5-FUが検出され，患者排泄物による汚染と考えられた。そこで，男性患者に排泄時は座位で行うようトイレ内にポスターを掲示し，患者への啓発を行った。

■ 各測定場所における対策

測定場所	対策前（1回目）	対策後（2回目以降）
ガウン（看護師）	―	―
手袋（看護師）	―	ビニール製手袋（1重）
点滴台下	水拭き	水拭き＋から拭き
リクライニングチェア	アルコール消毒（患者ごと）	水拭き＋から拭き（患者ごと）
シューズ裏	―	―
洋式便器周辺3カ所①	―	座位での排泄を啓発
洋式便器周辺3カ所②	―	座位での排泄を啓発
廃棄ボックス	から拭き（週2回）	水拭き＋から拭き（週2回）
作業台	水拭き＋から拭き（週2回）	変更なし

　対策後では看護師のシューズ裏で検出量の減少がみられた一方，リクライニングチェアからの検出量の減少はみられず，患者の汗などによる汚染は患者ごとに起こりうるため，今後も患者ごとに使用後の清掃が必須であると考えられる。便器周辺からの検出も対策後に減少することはなく，啓発効果は低かったと考えられる。現在はポスター掲示だけでなく，外来化学療法室初回利用時に行うオリエンテーションのなかでも，トイレの排泄時の注意点として啓発を図っている。

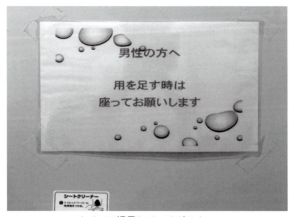

トイレに掲示しているポスター

研究・調査を振り返って

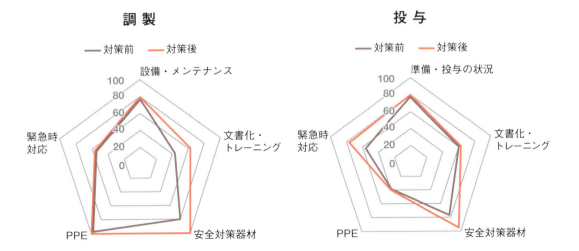

　今回の調査により抗がん薬曝露を数値として可視化することで，多くの測定箇所においてCPA，5-FUの曝露と拡散を減少させる対策を講じることができた。しかしCSTDを使用してもBSC内での調製薬剤師や，輸液バッグへの汚染を完全に防ぐことはできないことから，今後の課題として，現在使用している調製マニュアルの再評価を行い，調製者の手技の確認とスキルアップを目指す予定である。安全な抗がん薬調製のためのチェックリストにおいても当院では文書化・トレーニングの面で改善余地があるため，今後の課題としたい。

　一方，投与処置室内の作業台など投与やケア場面における検出はほぼみられず，投与する医療従事者（主に看護師）における抗がん薬の取り扱い状況（調製，運搬，投与，廃棄）は一定の手技を遵守されていると思われるが，こちらに関しても文書化・トレーニングの面でさらなる強化を行うとともに，現在CSTDの導入により看護師のPPEが軽微となっている現状があり，予期せぬ事態による抗がん薬曝露に備える点でもPPEの見直しも検討していく必要がある。

第2章 各施設の研究・調査結果

大阪医療センターにおける研究・調査の結果

サマリー

①実務に添ったマニュアルを作成し，それに則った指導は技術の均一化に必要である。

②人事異動に伴う人の入れ替え後や，応援で業務に入る場合，曝露に対する意識や手技が十分でないことがある。また，熟練者にあっても曝露に対する意識を高めるため，定期的な指導が必要である。

③ほこりから検出されており，飛散することで曝露するおそれがある。日々の清掃は曝露の認識をもってあたることが重要である。

大阪医療センターの概要

・**病床数**：692床

・**標榜診療料**：39科

・**外来化学療法実施件数**：5,535件（外来化学療法加算1 請求件数，2016年度）

・**がん入院患者数**：4,767人（ICD10　C00-D48 新生物，2015年度）

・**入院化学療法調製件数**：3,467件（2016年度）

・**安全対策に関わるチーム**：医療安全管理委員会

・**クリーンルーム**：クラス1,000

・**安全キャビネット（BSC）**：4台（クラスⅡタイプB2）

　大阪医療センターは政策医療の基幹医療施設として，がん，心疾患，脳卒中などの高度総合医療を実施している。また，地域がん診療連携拠点病院，災害拠点病院，AIDS治療拠点病院に指定されており，地域の中心的役割を担っている。

　安全対策については医療安全管理部が設置されており，医療の安全性および医療事故に関する事務を所掌している。

　抗がん薬のマニュアルとしては，調製マニュアルを製剤主任が作成し，施行マニュアルはがん薬物療法委員会と医療安全管理部の合同で作成している。レジメンについてはがん薬物療法委員会が管理しており，新規申請や変更について同委員会が審査している。

研究・調査の経過

1回目の調査は2016年3月14日から3月18日，2回目は2016年11月14日から11月18日，3回目の調査は2017年5月8日から5月12日のそれぞれ5日間ずつ実施した。

		調査開始時	問題点	対　策	効　果（改善があったこと）
HD調製時	1回目調査後	調製方法が個々によりばらつきがある	期間を決めて調製トレーニングを実施していない	調製トレーニングを実施	調製方法が均一化した
	2回目調査後	調製時，A社のCSTDを使用している	バイアルにプロテクターをはめ込むときに力がいる（調製者の半分以上が女性）	B社のCSTDへ変更	調製が簡便になった
HD運搬時（薬剤部→外来化学療法室/病棟）	1回目調査後	以前より使用している搬送バッグ，カゴを使用している	清掃，交換等していない	定期的な清掃，もしくは交換を実施	不明
	2回目調査後	専用搬送カゴを使用（病棟搬送）	別用途で使用されている場合がある	より明確に判別できるよう抗がん薬専用であることを表示した	不明
HD投与時	1回目調査後	応援看護師が点滴更新を行う際，手技にばらつきがある	点滴更新に関する技術チェックリストがなく，口頭での機会教育のみとなっている	技術チェックリストを作成し評価を実施	チェックを受けた看護師は統一した方法で実施できている
	2回目調査後	上記と同様	技術チェックを受けていない看護師が応援に来る	チェックリストを用いてスタッフ教育を実施	チェックを受けた看護師は統一した方法で実施できている
HD廃棄時	1回目調査後	応援看護師が廃棄を行う際，手技にばらつきがある	廃棄に関する技術チェックリストがなく，口頭での機会教育のみとなっている	技術チェックリストを作成し評価を実施	チェックを受けた看護師は統一した方法で実施できている
	2回目調査後	上記と同様	技術チェックを受けていない看護師が応援に来る	チェックリストを用いてスタッフ教育を実施	チェックを受けた看護師は統一した方法で実施できている
スタッフ教育	1回目調査後	なし	ないことが問題	曝露に関するスタッフ教育を実施	抗がん薬曝露に対する理解の向上
	2回目調査後	曝露教育を実施している	異動者が入ってくる	定期的に実施，もしくは実施されていない者への実施	抗がん薬曝露に対する理解の向上
排泄物処理関連	1回目調査後	院内マニュアルに記載	排尿の処理など方法にばらつきがある	処理方法についての方法を伝達	病棟においてはらつきがあるため，継続的な教育やチェックが必要となる
	2回目調査後	院内マニュアルに記載	排尿の処理など方法にばらつきがある	処理方法についての方法を伝達	排泄物処理に関する理解の向上

大阪医療センターにおける研究・調査の結果　57

患者・家族への教育	1回目調査後	トイレに患者用掲示物を貼付	利用患者のすべてには曝露についてのオリエンテーションを実施できていない	薬剤オリエンテーションの際に曝露についてのオリエンテーションを追加	掲示をすることで患者から質問があり、曝露予防への意識が高まった
	2回目調査後	薬剤オリエンテーションの際に曝露についてのオリエンテーションを実施	すべての患者・家族には実施できていない	同様のことを継続	曝露予防への意識が高まった
清掃業者への教育	1回目調査後	清掃の際に抗がん薬曝露の危険性が伴うことを説明	委託業者が清掃を行っているため、独自のマニュアルは使用できない。清掃員が交代することがあるため、継続した教育が必要	・清掃の際にPPE装着と手洗いについて説明。床掃除を他の部署と区別して行うことを説明 ・化学療法室においては、水拭きは次亜塩素酸ナトリウムを使用するよう副看護部長に伝達を依頼	継続した清掃が実施できている
	2回目調査後	同様のことを継続	清掃員が変わることがある	清掃方法を説明	継続した清掃が実施できている

薬剤部と外来化学療法室における抗がん薬検出量の推移は、以下のとおりである。

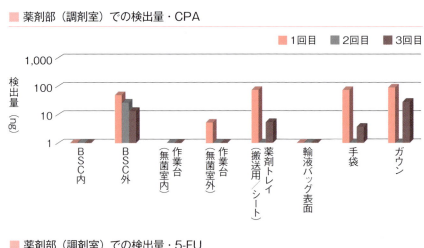

■ 薬剤部（調剤室）での検出量・CPA

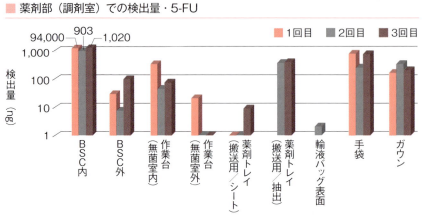

■ 薬剤部（調剤室）での検出量・5-FU

■ 薬剤部（調剤室）での検出量・PTX

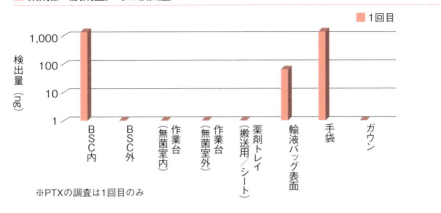

※PTXの調査は1回目のみ

■ 外来化学療法室での検出量・CPA

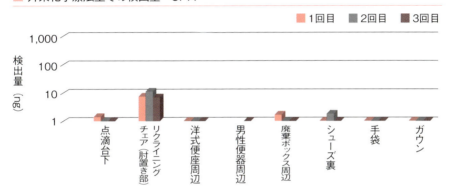

■ 外来化学療法室での検出量・5-FU

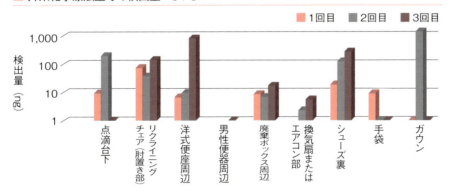

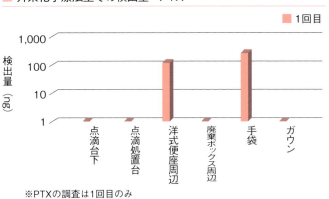

調査期間中に抗がん薬を無菌調製したのべ患者数は，1回目224名，2回目177名，3回目258名であり，外来化学療法室で抗がん薬を投与した患者数は，1回目134名，2回目136名，3回目177名であった。CPAの調製本数は1回目500mg13バイアル（V），100mg16V，2回目500mg8V，100mg10V，3回目500mg16V，100mg29Vで，5-FUの調製本数は1回目1g58V，250mg89V，2回目1g56V，250mg48V，3回目1g108V，250mg98V，PTX（アルブミン懸濁型も含む）の調製本数は1回目100mg100V，30mg38Vであった。

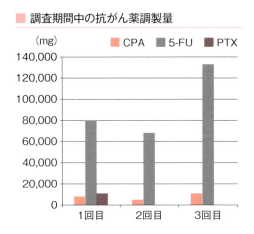

CSTDはIFM，CPA，ベンダムスチンの調製時に用いているが，投与経路には使用していない。1，2回目調査時にはA社のCSTDを用いていたが，操作性の簡便さと費用面から3回目はB社のものへ変更した。

研究・調査を振り返って

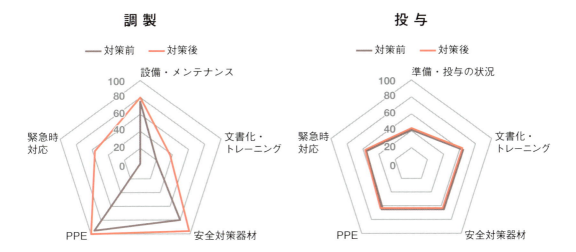

　薬剤部では，BSC内・外，調製者の手袋，作業台の汚染を認め，BSCの使用法や調製手順が徹底されていないことが初回調査の結果わかった。また，マニュアルの記載内容が不十分であったことから，マニュアルの見直しと調製手技，清掃方法の教育を行った。これにより2回目の調査で一定の効果を認めた。CSTDの変更や異動者への教育を行うなど対策を継続して3回目の調査に臨んだが，搬送用バッグから初めて抗がん薬が検出された。手袋の汚染を認めたことから調製後抗がん薬をチャック付きポリ袋へ入れた際，伝播したものと考えられる。曝露についての意識づけと繰り返しの教育が必要と考えられる。

　外来化学療法室では，化学療法に精通していない応援看護師が投与管理を行うことがあり，曝露予防に対する教育の必要性が考えられ，認定看護師による指導と見守りを徹底するようにした。また，床やリクライニングチェアの清掃を水拭きのみから次亜塩素酸ナトリウムによる拭き取りとすることで点滴台下の曝露の低減に効果を得た。エアコン部のほこりから汚染が確認されており，床で汚染されたほこりが舞い上がったものと考える。これに対する清掃も重要である。また，化学療法室に設置しているトイレにポスターを貼り排泄方法への周知を図ったが，洋式便座周辺から抗がん薬が検出されていたことから，患者への教育も重要と考えられる。

　曝露調査を実施することは，現状の把握，対策の立案に有用であり，定期的な調査を行うことが必要である。

第2章 各施設の研究・調査結果

福山医療センターにおける
研究・調査の結果

サマリー

①対策を重ねて臨んだ3回目調査では1回目調査と比較して曝露量が大幅に減った。簡易かつ低コストの対策でも，大幅に曝露量を減らすことが可能だと実感した。

②職員の協力を得て曝露対策を行うなかで，抗がん薬曝露に対する一部の職員への啓発と意識向上を行うことができた。

③一方で，手袋や環境への曝露は続いており，抗がん薬曝露対策については今後も組織全体の問題として検討し，見直しを続けていく必要がある。

福山医療センターの概要

・**病床数**：374床（一般346，ICU4，NICU12，GCU12）
・**標榜診療科**：34科
・**外来化学療法実施件数**：3,700件（2016年度）
　（利用診療科：外科，乳腺外科，婦人科，内科，消化器内科，呼吸器内科，呼吸器外科，泌尿器科，耳鼻科，皮膚科，整形外科，小児科）
・**がん入院患者件数**：2,901件（2016年度）
・**入院化学療法実施件数**：1,090件（2016年度）
・**クリーンルーム**：あり
・**安全キャビネット（BSC）**：2台（クラスⅡタイプB2×2）

　福山医療センター（以下，当院）は，広島県指定がん診療連携拠点病院であり，そのほか専門医療施設（がん／成育／骨・運動器），地域周産期母子医療センター，エイズ治療拠点病院，ジャパンインターナショナルホスピタルズ推奨病院として位置づけられている。

　安全対策に関わるチームは，医療安全対策推進委員会が中心を担っている。抗がん薬の適正使用やレジメン審査，安全管理，マニュアル作成や教育については，医師，薬剤師，副看護部長，外来・病棟看護師長，がん化学療法看護認定看護師，病棟看護師をメンバーとしたがん化学療法委員会にて討議している。

　抗がん薬の投与や曝露対策に関するマニュアルは存在するが，今回の研究を機に改定する必要があると考えられる。

研究・調査の背景

2014年5月，厚生労働省から「発がん性等を有する化学物質を含有する抗がん剤等に対するばく露防止対策について」の通知（基安化発0529第1号）が出され，2015年7月には日本臨床腫瘍学会・日本臨床腫瘍薬学会・日本がん看護学会の編集による「がん薬物療法における曝露対策合同ガイドライン」が発刊され，当院でも抗がん薬曝露の危険性と対策の必要性を認識し検討を始めた。がん化学療法委員会を中心に，揮発性の高い抗がん薬投与時にCSTDを導入し，PPEの着用基準や患者指導について当院での実施可能な方法を検討しているなかで，NHO内の共同研究として本研究への参加を決定した。

当院では，抗がん薬調製は薬剤師，投与は研修を受けたキャリアラダーレベルⅢ以上の看護師が行っている。1〜2回目の曝露調査結果を受け，研究責任医師と薬剤部，外来化学療法室で協議を繰り返した。文献やガイドライン，各メーカーからの情報や多施設の取り組みを参考に，実施可能で現実的な曝露対策を策定し，文書化して関与する職員に周知し実施した。

調査結果については，上層部とがん化学療法委員会に報告し，一般職員には院内Web掲示板で周知を行った。3回目調査では，対策が維持できているかに重きをおき，加えて新たな対策の効果確認を行った。

職員の協力を得て曝露対策を行うなかで，抗がん薬曝露量の軽減と曝露に対する一部の職員への啓発と意識向上につなげることができた。

研究・調査の経過

1回目の調査は2016年3月14日〜4月1日，2回目は2016年11月28日〜12月2日，3回目は2017年5月15日〜5月19日に行った。

		調査開始時	問題点	対　策	効　果 （改善があったこと）
薬剤部HD 調製時	1回目 調査後	対策なし	広範囲に曝露していた	手袋の交換，キャビネットの定期清掃，袋に入れて払い出し，紙トレイを使い捨てる	曝露量減少
	2回目 調査後	前回の対策を継続	対策を維持できているか	薬剤部内で簡潔な抗がん薬ミキシング時の調製マニュアルの作成	維持できていた

福山医療センターにおける研究・調査の結果　63

		調査開始時	問題点	対　策	効　果 （改善があったこと）
HD投与時	1回目調査後	①手袋・マスク着用 ②ＣＰＡ，ＩＦＭにCSTDを使用し投与 ③その他の抗がん薬ボトル穿刺時，ボトルを目より下で，逆さまにして穿刺 ④その他の抗がん薬終了切り替え時の瓶針抜去時，ボトルを点滴台に吊り下げたまま抜去	CSTDを使用していない抗がん薬では広範囲に曝露していた	①～③継続 ④ガウン着用し，午前，午後で交換する。ガウンを脱ぐときは手袋→ガウン→マスクの順番で行う ⑤抗がん薬投与後はすぐに手袋を外す ⑥抗がん薬終了切り替え時の瓶針抜去時は，ボトルを目より下で，逆さまにしてゆっくりと抜去する	点滴ベッド，点滴台下，ガウンへの曝露量は軽減した
	2回目調査後	対策①～⑥継続 ⑦生食プライミングされていないインフューザーポンプ（5-FU）を接続	・①～⑥の対策を維持できているか ・手袋への5-FU曝露量が増加しており，インフューザーポンプ接続時の曝露が原因と考えられた	対策①～⑥継続 ⑦薬剤部でのインフューザーポンプ（5-FU）調剤時，ルートを生食プライミングし払い出ししてもらう	・CPAは未検出のため，CSTDの効果あり ・5-FUの点滴台下，点滴ベッドへの曝露は続いており，PPE着用は必要。また，抗がん薬ボトル交換時のテクニックの向上が必要 ・対策⑦については，曝露量を軽減できたので効果あり
HD運搬時（薬剤部→外来化学療法室/病棟）	1回目調査後	対策なし（バッグをそのままで運搬）	バッグからの曝露	チャック付きポリ袋に入れて運搬（外来のみ）	曝露量減少
	2回目調査後	前回の対策を継続	対策を維持できているか	チャック袋に入れて運搬（外来＋病棟に拡大）	維持できていた
HD廃棄時	1回目調査後	投与後そのまま破棄	投与後のバッグ，ルート等による曝露	投与後廃棄物はチャック付きポリ袋に入れて破棄（外来）	曝露量減少
	2回目調査後	前回の対策を継続	対策を維持できているか	投与後廃棄物はチャック付きポリ袋に入れて破棄（外来＋病棟に拡大）	維持できていた

		調査開始時	問題点	対 策	効 果（改善があったこと）
排泄物処理関連	1回目調査後	対策なし。外来化学療法室内にトイレはなく，同フロアのトイレを使用	患者の尿，体液等による二次曝露	①患者に曝露についての情報提供 ②洋式トイレに座って排泄，排泄後は蓋を閉めて2度流しを指導（①②はパンフレットを作成し説明。各ベッドへ掲示。治療開始時，毎回口頭説明）③男性便器使用禁止と説明し，外来で使用する洋式トイレを限定した	男性便器周辺の曝露量は大幅に軽減し，効果あり
	2回目調査後	対策①～③継続	・①～③の対策を維持できているか ・洋式トイレ周辺は，曝露量が増加しており，患者のセルフケアが行えていないことが考えられた	対策①～③継続 ④移転に伴い，外来化学療法室内へトイレを設置 ⑤トイレ内3カ所へ注意喚起表示	曝露量減少
患者・家族への教育	1回目調査後	対策検討中	患者・家族への曝露のリスク	患者に曝露のリスク，対策についてのパンフレットを作成し説明（抗がん薬内服方法，PPE，排泄物・汚染リネンの取り扱い，皮膚・目への曝露時の対策）	患者・家族の意識の向上
	2回目調査後	前回の対策を継続	対策を維持できているか	対策継続	患者・家族の意識の向上
PPEへの病院からの財政的支援	1回目調査後	①調剤時：ガウン，手袋，マスク，キャップ（ディスポ）②投与・抜針時：マスク，手袋（ディスポ）③排泄物・汚染リネン類取り扱い時：マスク，手袋，ビニールエプロン（ディスポ）	投与，抜針時の皮膚への曝露	①～③継続 ④投与・抜針時，排泄物・汚染リネン類取り扱い時，アイソレーションガウン着用（午前・午後で交換）	点滴ベッド周辺，手袋への曝露は続いているため，PPE装着は必要
	2回目調査後	対策①～④継続	アイソレーションガウンは薬剤透過性の素材である	ASTMD6978-05試験済みのガウン導入の検討	・5-FUの点滴台下，点滴ベッドへの曝露は続いており，PPE着用は必要 ・ASTMD6978-05試験済みのガウンを申請し，外来化学療法室で導入した

福山医療センターにおける研究・調査の結果　65

1～3回目の調査で，抗がん薬の検出量は以下のような推移をたどった。

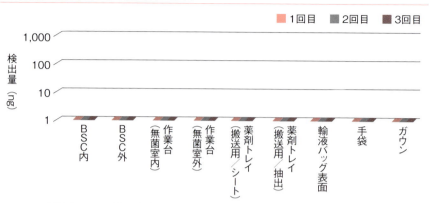

※CPAについては初回よりCSTDを使用していたため検出されていない

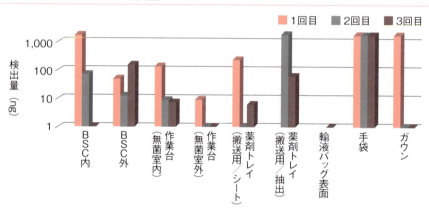

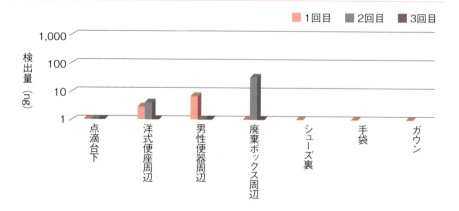

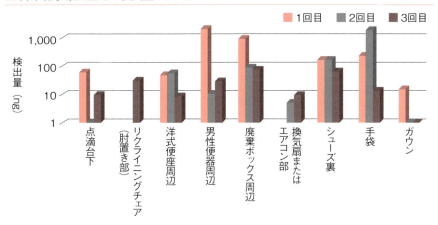

1）薬剤部

　研究参加当初薬剤部の曝露対策としては，PPEとしてディスポーザブルガウン，マスク，キャップの着用，ディスポーザブル手袋を二重で装着するなどの対策を行っていた。また，CPAとIFM混注時にCSTDを使用していた。

　1回目の調査後，当院の調査結果と班会議の内容をもとに新たな対策を検討した。まず，手袋の交換頻度を見直し，以前までミキシング中は継続して使用していた手袋を2時間ごとに交換することとした。また，それまでは週1回だったクリーンルーム内の掃除も，フロアのから拭きと作業台の水拭きを毎日行い，フロアの水拭きを週1回とした。BSCは業者に依頼し点検，清掃頻度を増やした。

　混注後ボトルは外来化学療法室・入院病棟へむき出しのまま運搬しており，汚染ボトルからの二次汚染の危険性があった。対策として運搬の際，チャック付きポリ袋を使用することとした。

　混注後，監査時にボトルを置いておくトレイはプラスチック製で，長期間使用されていたためトレイからの二次汚染が問題だと思われた。そこでトレイを簡易な紙製のものにし，1週間使用後使い捨てることとした。

　以上の対策を行った結果，2回目の調査で全体の曝露量の低下がみられた。対策は有効と思われたため3回目の調査まで実施を継続した。

　加えて，2回目の調査後，以下の対策を作成し実行した。まず，インフューザーポンプの調製時に5-FUを先に混注している例があったため，接続時曝露している可能性が考えられた。そこで，プライミング時は必ず生理食塩水から混注し，ルート内を生理食塩水で満たすことを徹底した。また，混注後ボトルをチャック付きポリ袋に入れて払い出す対策は曝露量低下に有効であったと考えられたため，対策の範囲を外来化学療法室に加えて，病棟に拡大して行うこととした。

　2回目までの対策の継続と新たな対策を実施し，3回目の調査でも改善された曝露量が維持できていた。今後も現状を維持しつつ，新たな対策を取り入れながら曝露対策を継続していく。

2）外来化学療法室

　1回目調査時の抗がん薬投与の際はニトリル製手袋・サージカルマスクを着用し，CPA，IFN

にはCSTDを使用していた。そのほかの抗がん薬ではボトル穿刺時は，ボトルを目より下で逆さまにして穿刺，瓶針抜去時はボトルを点滴台にかけた状態で抜去していた。また，抜針後の点滴ボトルとルートはニトリル製手袋を着用した手でそのまま運び感染性廃棄ボックスへ廃棄していた。排泄物や汚染リネンの取り扱いなどに関する患者指導は未対策であった。

　CSTDを使用していない抗がん薬では，広範囲に曝露しており，新たな曝露対策導入の必要性が示唆された。

　1回目調査後は，新たな対策として抗がん薬投与時に既存のアイソレーションガウンを着用し，午前・午後で交換，抗がん薬投与後はすぐに手袋を外す，瓶針抜去時はボトルを目より下で逆さまにしてゆっくり抜去することを徹底した。また，調製済み抗がん薬は，薬剤部よりチャック付きポリ袋へ入れて払い出してもらうことを徹底した。そして，抗がん薬投与後のボトル，ルート，手袋，アルコール綿はチャック付きポリ袋へ入れて密封して廃棄することを徹底した。

　患者指導では，抗がん薬曝露対策に関する情報提供，男性便器使用禁止，洋式トイレに座って排泄，排泄後はふたを閉めて二度流しを行うこと，汚染リネン類の取り扱い方法（PPE着用，2回洗濯すること）を内容としたパンフレットを作成し，がん化学療法委員会の承認を受けた後に管理診療会議で病院全体の取り組みとして周知・徹底を図った。初回治療の患者へ説明を徹底し，排泄に関する注意事項は，各ベッドへ掲示し，治療開始時に毎回説明を行った。

　2回目調査時は，作業台，ガウン，点滴台下，点滴ベッド，廃棄ボックス周辺，男性便器周辺への曝露量を大幅に軽減することができ，新たに導入した曝露対策の効果を得ることができた。

　一方で，手袋への5-FU曝露量が増加しており，インフューザーポンプ接続時の曝露の可能性が考えられた。薬剤部でインフューザーポンプ調製時に5-FUを先に混注していた例があり，薬剤師によって手技が統一されていないことが判明した。

　また，洋式トイレ周辺の曝露量が増加しており，原因として，男性便器を使用禁止としたことで洋式トイレを使用するようになったことでの曝露量の増加と，洋式トイレに座って排泄する，排泄後はふたを閉めて流すという患者のセルフケアが行えていない可能性があることが示唆された。

　2回目調査後の新たな対策として，薬剤部よりインフューザーポンプ調製時，ルートを生理食塩水でプライミングし払い出しすることを徹底した。また，外来移転に伴い，外来化学療法室内へ洋式トイレを設置し，トイレ内3カ所（立って排泄しようとするときの目線，座って排泄しているときの目線，トイレの洗浄ボタンの横）へ，排泄時の注意喚起表示（座って排泄すること，排泄後はふたを閉めて二度流しを行うこと）を行った。

　また，新たな問題点として，抗がん薬投与時に着用を始めた既存のアイソレーションガウンが薬剤透過性の素材であることが判明した。抗がん薬耐性試験が行われた，より安全なASTM D6978-05試験済みのガウン導入をがん化学療法委員会で検討後，物流委員会で申請し承認を得た。まずは治療件数の多い外来化学療法室での導入を開始した。

　3回目調査では，手袋，洋式トイレ周辺の曝露量を大幅に軽減することができ，新たに取り入れた曝露対策の効果を得ることができた。

研究・調査を振り返って

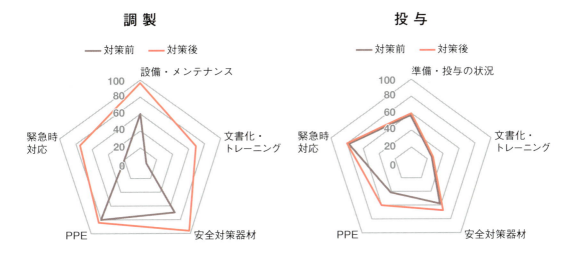

　曝露対策を進めるにあたり，曝露量の数値化による現状把握と継続したモニタリングは有効であると実感した。

　ガイドラインを遵守すれば莫大なコストと労力がかかり現実的ではない対策もあるが，手袋の交換，BSCの定期清掃，抗がん薬をチャック付きポリ袋に入れて払い出し，紙トレイの使い捨て，インフューザーポンプの生食プライミング，調製マニュアルの作成，抗がん薬ボトル交換時の手技の改善，患者指導――など，簡易かつ低コストの対策でも，スタッフが一丸となり行うことで効果を得ることができた。多職種で自施設にて実施可能な方法を検討し，できることから取り組むこと，新しいことに取り組むことが重要であることを実感した。

　曝露対策前後の吉田スコア（レーダーチャート）の考察として，薬剤部ではマニュアルの文書化により大幅にスコアの改善を図ることができた。しかし，今回作成した調製マニュアルは基礎的なものであり，今後実務に即したものに改定していく必要がある。

　外来化学療法室においては，わずかではあるが改善が図れている。しかし，弱みとして「文書化・トレーニング」におけるスコアが低いため，今後の取り組みが必要となる。

　今回は，主に薬剤部と外来化学療法室での取り組みであったが，今後は病棟看護師，看護助手，医師，清掃・リネン業者とも協力した対策も必要と考える。対策を行うなかで，それぞれの職種には身近な曝露の危険性について学んでほしい。必要ならば随時講習会などを行っていきたい。

　コストや人員の調整がいる対策については（PPE着用や素材の見直し，調剤・投与時における手技の向上，スタッフ教育，患者教育，清掃・リネン業者への教育，閉鎖式投与システム拡大導入など）組織との折衷点を見出しながら，全体の取り組みとして，今後もより良い対策を見出していくことが必要である。

| 第2章 | 各施設の研究・調査結果 |

呉医療センター・中国がんセンターにおける研究・調査の結果

サマリー

①外来化学療法センターに所属する医師や看護師と外来指導を行う薬剤師を中心に検討を行っていたが，第1回調査で薬剤部および外来化学療法センター内において抗がん薬が検出されたため，院内曝露対策ワーキンググループを発足し，病院全体で対策を講じた。

②第2回調査では，ワーキンググループにて講じた曝露対策（清掃と手技の徹底および啓発活動）を実践し，さらに第3回でも継続することで対策の有効性を評価した。その結果，環境曝露量は維持または減少したことから，当院の曝露対策方法は有効と考えられた。

③長期低濃度曝露と健康被害発生リスクの因果関係は不明であるが，がん薬物療法を行う全施設は，環境曝露防止対策を講じることが求められており，現状でできる対策を講ずる努力と行政の支援が必要であると考える。

呉医療センター・中国がんセンターの概要

・**病床数**：700床〔一般：650床（うち救命救急センター30床・NICU6床・緩和ケア19床）／精神：50床〕

・**外来化学療法実施件数**：6,584件／4,399人（2015年），7,929件／5,301人（2016年），9,086件／6,182人（2017年）

・**入院化学療法療法実施件数**：3,514人（2015年），4,487人（2016年），4,337人（2017年）

・**がん入院患者数**：3,696人（2014年），3,514人（2015年），4,487人（2016年）

・**クリーンルーム**：クラス1,000

・**安全キャビネット（BSC）**：クラスⅡタイプA2

・**安全対策に係るチーム（メンバー・人数など）**

①**医療安全管理委員会**：月1回，24名

構成 医療安全管理部長，医療安全管理室長，院長，統括診療部長，看護部長，事務部長，薬剤部長，副学校長，内科系診療部長，外科系診療部長，診療科科長，副看護部長，医療安全管理係長，企画課長，管理課長，経営企画室長，業務班長，庶務班長，医事専門職，教育主事，各職場長

②**医療安全専門会議**：毎営業日，10名

構成 副院長，統括診療部長，事務部長，看護部長，薬剤部長，医療安全管理係長，医療安全担当副看護師長

③**曝露対策ワーキンググループ**：不定期，13名（2016年発足）

[構成] 医師3名（呼吸器外科，乳腺外科，腫瘍内科所属），看護師3名（外来化学療法センター，医療安全管理室，病棟所属），薬剤師4名（がん専門1名，CRC2名），事務員1名

・**マニュアル**：あり〔薬剤部 業務手順書（抗がん剤無菌調製マニュアル）〕

　呉医療センター・中国がんセンター（以下，当院）は，がんの基幹医療施設であるとともに，救命救急センターを有する高度総合医療施設であり，循環器，精神，成育，内分泌・代謝，肝の専門医療施設として位置づけられているほか，AIDS，災害医療の政策医療施設である。各専門委員会以外に，NST，ICT，褥瘡予防チーム，クリニカルパス委員会の合同チーム「TCSA（Total Care Support）」として，多分野かつ多職種協働のチーム連携を行っている。

　医療安全対策は前述の①，②を中心としている。本研究では，③が中心となって調査を行い，抗がん薬曝露対策を検討した。

研究・調査の経過

　本研究の調査は，第1回　2016年3月14日〜3月18日，第2回　2016年11月14日〜11月18日，第3回　2017年5月15日〜5月19日の計3回行った。調査結果を以下に示す。

■ 薬剤部における調査結果

薬剤部	単位	CPA測定値			5-FU測定値			PTX測定値*
		第1回	第2回	第3回	第1回	第2回	第3回	第1回
作業台（無菌室外）	ng	◎	◎	◎	×	◎	◎	◎
作業台（無菌室内）	ng	◎	◎	◎	○	◎	◎	◎
BSC外	ng	◎	◎	◎	◎	◎	◎	◎
BSC内	ng	○	○	◎	×	×	◎	◎
薬剤トレイ（底面）	ng	◎	◎	◎	◎	◎	◎	◎
ガウン	ng	◎	—	◎	◎	◎	—	◎
手袋	ng	◎	—	◎	◎	◎	—	◎
輸液バッグ表面	ng	—	—	—	—	◎	◎	◎

◎：＜100ng，○：100ng≦，≦1,000ng，×：1,000ng＜，—：測定なし

＊第2回，第3回はPTX測定なし

※100ng，1000ngで判別した根拠：100ng以下は対策前後で変化に乏しく，曝露の影響が少ないと判断した。HD調製後の作業台および投与時の手袋から1,000ng以上の検出が見られたため，1,000ng以上で曝露の可能性があるものと判断した

呉医療センター・中国がんセンターにおける研究・調査の結果　71

■ 外来化学療法センターにおける調査結果

外来化学療法センター	単位	CPA測定値			5-FU測定値			PTX測定値*	
		第1回	第2回	第3回	第1回	第2回	第3回	第1回	第2回
便座周辺（フタあり）	ng	◎	×	◎	◎	◎	◎	◎	◎
便座周辺（フタなし）	ng	◎	◎	◎	◎	◎	◎	◎	○
点滴台下	ng	◎	◎	◎	◎	◎	◎	○	◎
廃棄ボックス周辺	ng	◎	◎	◎	◎	◎	◎	◎	―
リクライニングチェア	ng	◎	◎	―	◎	◎	○	―	―
換気扇またはエアコン部のホコリ	ng	―	―	―	―	○	○	―	―
シューズ裏	ng	◎	◎	◎	○	◎	◎	―	―
ガウン	ng	◎	―	―	◎	◎	◎	◎	◎
手袋	ng	◎	◎	―	―	―	◎	×	◎

◎：＜100ng，○：100ng≦，≦1,000ng，×：1,000ng＜，―：測定なし

＊第3回はPTX測定なし

※100ng，1,000ngで判別した根拠：100ng以下は対策前後で変化に乏しく，曝露の影響が少ないと判断した。HD調製後の作業台および投与時の手袋から1,000ng以上の検出が見られたため，1,000ng以上で曝露の可能性があるものと判断した

　調査結果について，薬剤部，外来化学療法センターおよび抗がん薬曝露対策ワーキンググループにて対策を以下のように検討した。

			HD調製時	HD運搬時
薬剤部	1回目	調査開始時	BSC内，監査台で1,000ng以上検出	運搬トレイ底面から検出
		問題点	調製時に発生したHDs曝露の拡散	・トレイ未清掃 ・一般薬とHDで共用
		対策	・清掃頻度を増加 ・HD曝露防止手技の講習	・清掃 ・HD専用トレイ運用
	2回目	結果（対策後）	BSC内の5-FU検出量が約1/2に減少	HD未検出
		問題点	CPAは改善効果が不十分	
		対策	清掃頻度や方法の妥当性を検討，曝露対策を継続	
	3回目	結果	5-FU未検出，CPA 100ng以下	

		HD投与時（取扱時の曝露対策）	HD投与後（患者由来の曝露対策）
外来化学療法センター	1回目 調査開始時	PTXが手袋と点滴台下から検出	5-FUが看護師シューズ裏から検出
	1回目 問題点	HD更新時の曝露	取り扱い時および投与患者由来の曝露
	1回目 対策	HD曝露防止手技の講習	・トイレに清潔仕様啓発ポスターを設置 ・清潔使用の指導
	2回目 結果（対策後）	点滴台下，手袋からの検出量減少	・シューズ裏からの検出量は約1/10に減少 ・トイレからHDが検出
	2回目 問題点		清潔使用の周知不足
	2回目 対策		・ポスターサイズ変更　A4→A3 ・患者指導の継続
	3回目 結果		・トイレのHD検出量は100ng以下に減少 ・リクライニングチェアから5-FU検出

　まずHD調製時および投与時の問題点として，若手スタッフの手技が挙がり，曝露対策研修会を行い，手技の周知徹底を図った。そのほか，HD搬送トレイの清掃の頻度等が決まっていないことや，一般薬とのトレイ共用が問題となったため，トレイの定期的な清掃・洗浄を実施し，一般薬との使い分けを行った。BSCおよび調製室内の清掃頻度も増加させたが，第3回調査前に，業務負担と清掃頻度の妥当性を検討し，1日5回程度から4回とした。

　また当院では，抗がん薬曝露について医療従事者以外への教育や情報提供は慎重に行っている。抗がん薬の曝露量について明確な安全域が提示されていないためである。患者・家族や外部業者など医療従事者以外では，抗がん薬の知識が少なく，誤解を与える影響も否めない。エビデンス（抗がん薬の安全域）が明確ではないことに関して，積極的な教育や説明は行っていない。

　トイレなどの生活指導については，患者へ清潔使用を呼び掛けている。

　閉鎖式器具についても，2016年に診療報酬加算変更となってもなお赤字になる現状を踏まえて慎重に検討している。そのなかで，現状でできる曝露対策として，第一選択は清掃と手技教育であり，患者指導や啓発活動は清潔使用や環境美化の呼びかけでも曝露防止の一因となりうると考える。

研究・調査を振り返って

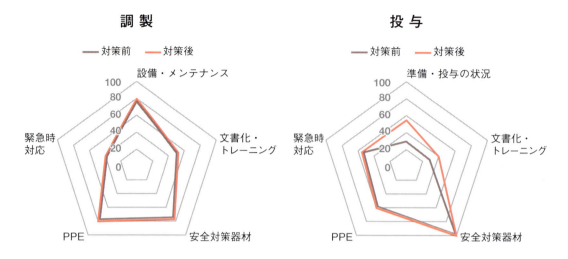

　曝露対策の継続により，当院においてHDの環境曝露量が減少傾向を示した。HDの環境曝露量は患者使用量と比べてごく微量であり，職業曝露の影響は不明であるが，職業曝露防止に向けて各施設が現状でできる対策を講ずる努力と，CSTDの導入や環境設備を充実するための施設負担を軽減する行政の支援は，今後も継続することが重要と考える。

かかりつけ薬剤師も読んでる！

Rx Info 調剤と情報

監修 日本薬剤師会

6月号	ベンゾジアゼピン，ちょっと待った！
7月号	真夏の感染症を見極める
8月号	下部尿路症状の治療とケア

※特集タイトル、内容、および時期については変更となる場合がございます。

1冊 1,560円（税別・送料別）
年間購読料（12冊） 18,720円（税別・送料当社負担）

バックナンバーを試しにお読みいただけます！

株式会社じほう http://www.jiho.co.jp/

〒101-8421　東京都千代田区神田猿楽町1-5-15 猿楽町SSビル／TEL 03-3233-6333　FAX 0120-657-769
〒541-0044　大阪市中央区伏見町2-1-1 三井住友銀行高麗橋ビル／TEL 06-6231-7061　FAX 0120-189-015

薬物療法の最新情報！

月刊 薬事

6月号	なるほど納得！リハ栄養とリハ薬剤
7月号	術後イベントの薬学的管理 実践ポイント
8月号	患者中心のポリファーマシー対策

※特集タイトル、内容、および時期については変更となる場合がございます。

毎月1回 1日発行

A4変型判

1冊
2,000円（税別・送料別）

年間購読料（12冊）
24,000円（税別・送料当社負担）

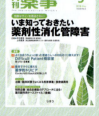

バックナンバーを試しにお読みいただけます！

じほう試読　検索

株式会社じほう　http://www.jiho.co.jp/

〒101-8421 東京都千代田区神田猿楽町1-5-15 猿楽町SSビル／TEL 03-3233-6333　FAX 0120-657-769
〒541-0044 大阪市中央区伏見町2-1-1 三井住友銀行高麗橋ビル／TEL 06-6231-7061　FAX 0120-189-015

第2章　各施設の研究・調査結果

四国がんセンターにおける研究・調査の結果

サマリー

①新たに設立されたHD曝露対策ワーキンググループ（WG）の設立が曝露対策の中心的役割を果たす。

②新たな対策としてPPEの充実，CSTDの投与ルートでの使用開始を行った。

③院内曝露対策を継続的に進めるため，手順書の整備と教育トレーニングを推進した。

四国がんセンターの概要

・**病床数**：365床
・**外来化学療法実施件数**：8,522件（2017年）
・**入院化学療法実施件数**：5,729件（2017年）
・**クリーンルーム**：クラス10,000
・**安全キャビネット（BSC）**：2台（クラスⅡタイプB2）

　四国がんセンターは，愛媛県がん診療連携拠点病院に指定されており，がん診療連携協議会の中心施設として，日々がん診療を展開している。通院治療室常駐のがん化学療法看護認定看護師3名，院内がん化学療法看護認定看護師3名を含む9名で，外来がん化学療法の実施においては，確実・安全な薬剤投与を目指している。

研究・調査の背景

　班研究による調査前から，がん化学療法看護認定看護師，がん専門薬剤師を中心として，チームで薬剤投与を行っていた。さらに薬剤曝露にも関心をもち，2015年4月に外来通院治療室，薬剤部でHD曝露調査を実施し，医療関係者間で検討，改善を目指す体制をもっていた。

研究・調査の経過

1回目の調査は2016年3月14日～3月18日, 2回目は2016年11月28日～12月2日, 3回目は2017年5月15日～5月19日のそれぞれ5日間ずつ実施した。

		調査開始時	問題点	対　策	効　果 （改善があったこと）
薬剤部HD 調製時	1回目 調査後	インフューザーポンプ調製時に, 蒸留水と5-FUを混合した状態でプライミングを行っていた	抗がん薬が混合された状態でプライミングを行っていたため, 接続時などに曝露するリスクが高かった	蒸留水でプライミングを行った後, 5-FUを充填するよう変更し, ルートの先端は蒸留水で満たされるようにした	手技の問題などさらなる検証が必要
HD投与時	1回目 調査後	CSTDを投与ルートに使用できていなかった	・投与時に抗がん薬曝露を起こすリスクが高かった ・コストがかかる	CSTD導入ができなかった	
	2回目 調査後	CSTDを投与ルートに使用できていなかった	・投与時に抗がん薬曝露を起こすリスクが高かった ・コストがかかる	曝露対策WGを中心にCSTDの意義を検討, 病院上層部にCSTD導入を認めてもらった（3回目調査後）	3回目の調査では曝露量の著しい改善には至らず, さらなる対策が必要と考えられた
HD運搬時 （薬剤部→通院治療室／病棟）	1回目 調査後	運送用トレイの清掃が行えていなかった。調製された抗がん薬を袋などに入れず, そのまま払い出していた	輸液バック表面の汚染から曝露するリスクがあった	抗がん薬を運搬する度に環境クロスで清拭を行うよう変更した。調製後の抗がん薬はチャック付きポリ袋に入れて払い出しを行った	搬送用トレイから5-FUが検出されたため, 清拭やチャック付きポリ袋に入れての払い出しは必要と考えられる
HD廃棄時	1回目 調査後	HD廃棄用のボックスはもともと設けてあった	特になし	特になし	特になし
HDスピル時	1回目 調査後	HDスピル時用キットがなかった	HDスピル時の対応が統一されておらず, 不十分であった	対応できなかった	特になし
	2回目 調査後	HDスピル時用キットがなかった	HDスピル時の対応が統一されておらず, 不十分であった	HDスピル時用キットを作成すると同時にマニュアル, 教育ツールを作成した	スピル時に適切な対応ができた
排泄物処理 関連	1回目 調査後	男性患者の排尿時便器周囲は曝露していた	男性患者への排尿時の適切な方法の教育ができていなかった。スタッフも実態把握ができていなかった。トイレに汚染が蓄積したり, 曝露が拡大する可能性があった	男性患者に排尿方法の指導を行った	2回目調査では曝露の軽減をある程度認めた
	2回目 調査後	男性患者の排尿時便器周囲は曝露していた	汚染は軽減はできるがゼロにするのは困難であった	男性患者に排尿方法の指導を継続した	3回目調査では曝露の軽減をある程度認めた

		調査開始時	問題点	対　策	効　果 （改善があったこと）
HD曝露時の対応	1回目調査後	対応が不十分で統一されていなかった	マニュアルがなかった	マニュアルを作成した。研修も行った	対応が統一された
スタッフへの教育	1回目調査後	スタッフへの曝露教育は十分でない	調製・投与の実務に沿った教育が必要	曝露に関する院内教育（講義・実務研修）を行った	特になし
	2回目調査後	スタッフへの曝露教育は十分でない	調製・投与の実務に沿った教育が必要。継続性も必要	曝露に関する院内教育（講義・実務研修）を行った	曝露に関する知識を得ることへの関心が得られた
患者・家族への教育	1回目調査後	十分な情報開示が行われていなかった	曝露問題を理解してもらう機会が不足	・患者教育の一環としてトイレに①座っての小用，②二度流しを促す掲示を行った ・スタッフのガウン，ゴーグルの着用について説明したところ理解が得られた	一定の効果はあったが，トイレ内汚染はときどきあるため，さらなる対策は必要と考えられた
清掃業者への教育	1回目調査後	十分な情報開示が行われていなかった	曝露問題を理解してもらう機会が不足	班研究のデータ，院内曝露対策WGの活動で業者の理解を得られるよう開示	グローブの着用下に清掃するなど，一部対策を立ててもらった
病院上層部の理解	1回目調査後	曝露に対する知識・データが不足	曝露問題を理解してもらう機会が不足	班研究のデータ，院内曝露対策WGの活動で上層部の理解を得られるよう開示	理解が得られ対策が進んだ
	2回目調査後	曝露に対する知識・データが不足	曝露問題を理解してもらう機会が不足	班研究のデータ，院内曝露対策WGの活動で上層部の理解を得られるよう開示	理解が得られ対策が進んだ
HD曝露調査への病院からの財政的支援	2回目調査後	特になし	曝露に関する上層部の理解が得られなかった	班研究のデータ，院内曝露対策WGの活動で上層部の理解を得られるよう開示	理解が得られ対策が進んだ
CSTDへの病院からの財政的支援	2回目調査後	特になし	曝露に関する上層部の理解が得られなかった	班研究のデータ，院内曝露対策WGの活動で上層部の理解を得られるよう開示	理解が得られ対策が進んだ
PPEへの病院からの財政的支援	2回目調査後	特になし	曝露に関する上層部の理解が得られなかった	班研究のデータ，院内曝露対策WGの活動で上層部の理解を得られるよう開示	理解が得られ対策が進んだ
その他	1回目調査後	HD曝露に関する会議自体がなかった	院内化学療法委員会の下部組織としてHD曝露対策WGを創設した	定期的な会議の開催を行い，CSTD導入，PPEの改善，手順書の改訂，曝露対策の計画立案，畜尿の廃止（制限），曝露セミナーの開催等の教育活動を行った	徐々に理解が得られ，対策も進んだ

第2章 各施設の研究・調査結果

四国がんセンターにおける研究・調査の結果　77

3回行われた曝露調査において，当院の薬剤部，通院治療室で指摘された問題点と対策を表に示した。例えば，薬剤部におけるBSCやその周囲の汚染，インフューザーポンプや調剤済み薬剤の表面の汚染，運搬トレイの汚染，通院治療室では点滴台下を中心にしたフロアの汚染，患者用トイレの汚染，点滴ポンプ表面や患者用ベッド手台の汚染——が問題とされた。

　これらの調査結果に基づいて，各部門で対策を検討開始した。薬剤部では，インフューザーポンプのプライミングの改善，チャック付きポリ袋を使った調剤済み薬剤の払い出し，BSCの清掃方法の改善，通院治療室では，患者用トイレの使用方法の指導（座位で，水洗は二度流し）の徹底，床清掃の改善，CSTDの使用開始，看護師の靴底の拭き取り清掃，患者用ベッド手台の清掃——を行った。3回目調査では，おおむね改善は認められたが，BSCと看護師の靴底の汚染は，依然残っており，引き続き対策を検討していくこととなった。

　なお，薬剤部と外来通院治療室での抗がん薬検出量は次のとおりである。

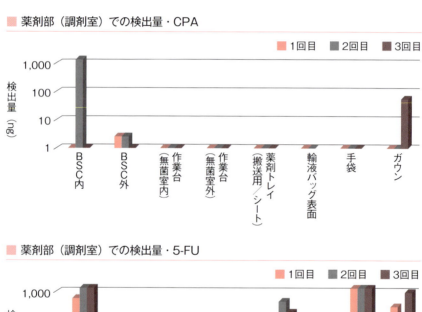

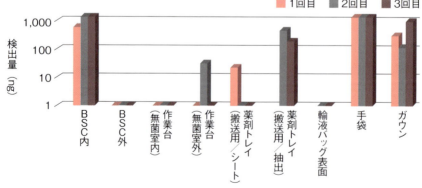

■ 外来通院治療室での検出量・CPA

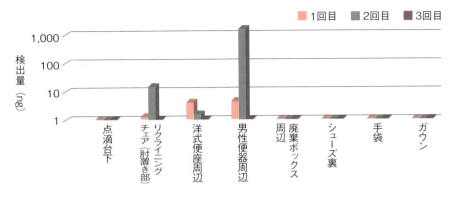

■ 外来通院治療室での検出量・5-FU

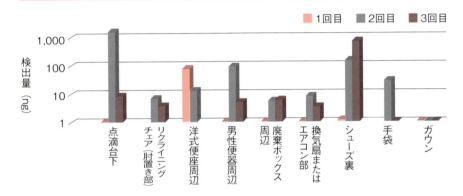

調査期間中の抗がん薬調製量・投与量は以下のとおりであった。

■ 調査期間中の抗がん薬調製量（薬剤部）

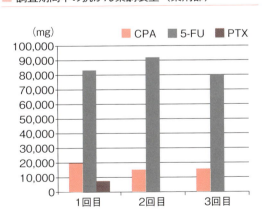

■ 調査期間中の抗がん薬投与量（外来化学療法室）

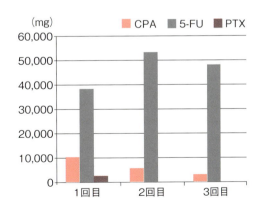

研究・調査を振り返って

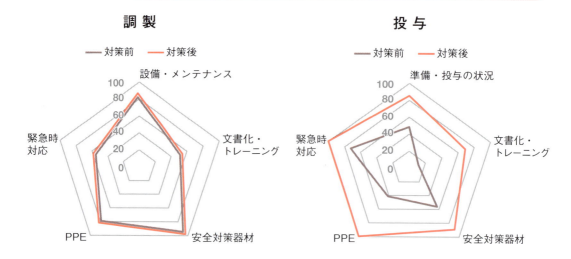

　班研究による調査をきっかけとして2016年から院内化学療法委員会の下部組織としてのHD曝露対策ワーキンググループ（WG）を設立し，具体的な改善活動を開始した。メンバーは医師2名，看護師6名（外来担当師長，がん化学療法看護認定看護師や感染管理認定看護師を含む），薬剤師3名，Medical Engineer（ME）1名，Supply Processing & Distribution（SPD）担当者1名，事務職1名とした。その目的は，①コストを考慮しつつ，実施可能なことから曝露対策を立案する，②医療従事者，患者への情報開示をしていく，③教育トレーニングを定期的に実施する――こととした。現在，月1回の委員会を定期的に開催している。本WGは当院の曝露対策の中心として活動しており，投与におけるCSTD導入，PPEの改善（ASTM基準を満たすガウン，手袋の廉価での導入），スピルキットの作成と使用時の手順書の作成，院内研修の実施，調製・投与における体験型院内曝露セミナーの開催などを行っている。実際の曝露対策を展開する組織が院内に構築できたことにより，迅速・確実な対策の展開ができると思われた。

　当院での調査を通して，曝露量をゼロにすることは困難であるが，チームで対策を立てることによってゼロを目指して低減させることは可能であるという認識に至った。

　今回使用したレーダーチャートでは，調製は調査以前から曝露対策を立てていたためか変化はなかったが，投与においては対策が進んだことが示され，対策のモニタリングにも有用であることが推察された。

第2章　各施設の研究・調査結果

九州がんセンターにおける研究・調査の結果

第2章　各施設の研究・調査結果

サマリー

①当院の3回にわたる調査結果では，いずれもBSC内と手袋に5-FUの汚染が認められたが，BSC以外の作業環境中には検出限界以下もしくはわずかな汚染にとどまっていた。バイアル表面に付着している抗がん薬成分による曝露と，携帯型持続注入ポンプの調製を行う際に曝露が発生していることが原因として考えられた。調製過程における運用見直しやCSTDの使用についてスタッフ教育が重要であることが示唆された。

②2回目の曝露調査実施直前から全抗がん薬を対象にCSTD投与ルートを導入し，曝露対策について患者指導と院内ポスターの掲示を行った。その後は，投与環境中での曝露量の低下を認めた。医療従事者のみならず患者への説明と教育の必要性が示唆された。

九州がんセンターの概要

- **病床数**：411床
- **標榜診療科**：26科
- **外来化学療法実施件数**：8,341件（2015年度）
- **入院化学療法実施件数**：9,308件（2015年度）
- **クリーンルーム**：クラス10,000
- **安全キャビネット（BSC）**：4台（クラスⅡタイプA2）

　九州がんセンター（以下，当院）は，九州で唯一のがん専門病院であり，都道府県がん診療連携拠点病院の指定を受けており，福岡県のがん診療の中核を担う立場にある。また，財団法人日本医療機能評価機構による病院機能評価3rdG:Ver.1.0に認定されている。

　安全対策に関わるチームについては，多職種からなる医療安全管理委員会が中心となり，安全な医療遂行の徹底を図っている。化学療法を実施するにあたり，化学療法運営委員会が主導となって医療安全管理委員会と共同で「がん化学療法マニュアル」を作成。レジメン管理，処方オーダー，調製，投与，廃棄，緊急時の対応に至るあらゆる基本的知識をすべての職種が把握できるように整備している。

　薬剤部内にあるクリーンルームには，BSCが4台設置されているが，構造的および予算の関係でいずれもクラスⅡタイプA2である。平日は4名の薬剤師が交代制で院内すべての注射抗がん薬の調製・監査を担当している。

　治験業務については，年間約150課題を契約。契約症例数に対する終了課題の実施率は91.0%

九州がんセンターにおける研究・調査の結果　81

にのぼる。当院の特徴的な取り組みとして，すべての治験薬の調剤を薬剤部に移管しているため，クリーンルーム担当の薬剤師が治験薬の調製も行っている。

研究・調査の背景

　当院は，乳腺科医師が研究責任者となり，化学療法運営委員会メンバーの看護師と薬剤師が主体的に本調査を実施した。

　当院は，2014年からCPA，IFM，ベンダムスチンの3製剤を対象にCSTDを用いた調製を開始していた。その後，2016年度の診療報酬改定も影響し，CSTDの使用対象薬剤を大幅に拡大することが病院として許可され，2016年7月から順次拡大を開始した。そのなかで，5-FUもCSTDを使用することで2回目の曝露調査に臨んだ。

　一方，かねてより看護部では，投与ルートにもCSTDの導入を検討していたが，第1回目の曝露調査後，薬剤部と共同で病院に働きかけを行ったところ，すべての注射抗がん薬の投与に際してCSTDの導入が認められた。

　CSTDを使用することが院内全体に周知されると，これまで抗がん薬曝露対策の理解が少なかったスタッフも徐々に認識が高まり，各病棟では看護部内の共有勉強会や実技講習会を開催するなど積極的に自らの職業曝露の理解を高める活動が行われるようになった。

　抗がん薬の曝露調査の結果の解釈については，難しいところもある。しかし，対策を施しながら経時的に曝露量を測定することで曝露状況を客観的に把握し，曝露対策の効果を多職種で考えることができた。

研究・調査の経過

　1回目の調査は2016年3月14日〜3月18日，2回目は2016年11月28日〜12月2日，3回目は2017年5月15日〜5月19日のそれぞれ5日間ずつ実施した。

		調査開始時	問題点	対　策	効　果 （改善があったこと）
薬剤部 HD調製時	1回目 調査後	・CSTDをCPA/IFM/ベンダムスチンで使用 ・PPEの着用，日常清掃を実施	3製剤以外の抗がん薬はCSTDを未使用。BSC内外やPPEに5-FUの汚染を検出	CSTD使用対象薬剤を殺細胞性抗がん薬のなかから順次拡大することが決定	CPAはCSTDを用いて調製を継続していたためか，薬剤部内でCPAの汚染は検出されず
	2回目 調査後	全調製件数の約60%でCSTDを使用。調製済みボトルはチャック付きポリ袋に封入。専用トレイで払い出し	・CSTDの使用拡大により調製時間が延長。CSTD使用対象のさらなる拡大を保留。 ・BSC内，運搬用トレイ，手袋に5-FU汚染を検出。携帯型持続注入ポンプ調製時の曝露が懸念された	・調製補助器具の購入や調製器具の事前準備を行い調製時間の短縮を図る ・運搬用トレイを新規購入。清掃を実施 ・汚染拡大防止のため払い出し用チャック付きポリ袋はBSC内に入れ込まないよう教育	・CPAは検出限界以下もしくは微量の曝露 ・5-FUはCSTD導入後もBSC内と調製者の手袋に汚染を検出。ガウンや作業台，運搬トレイは検出限界以下。5-FUをBSC外に持ち出すことを防止できている

2回目の調査でもBSC内や手袋から汚染が認められた。これは連日大量の5-FUを取り扱うためバイアル表面に付着している抗がん薬成分からの汚染の可能性があることと，携帯型持続注入ポンプでの調製時に閉鎖系が一時開放される調製過程があるため，薬液が手袋やBSC内作業スペースを汚染している可能性が考えられた。携帯型持続注入ポンプでも完全閉鎖系で調製が可能な調製方法と，可能であればデバイスの変更も検討する必要があると考えている。

		調査開始時	問題点	対　策	効　果 （改善があったこと）
外来化学療法センターHD投与時	1回目調査後	・点滴抗がん薬は一般薬と同じ輸液ルートを使用 ・携帯型持続注入ポンプのルートプライミングは，先に生食で満たしていた ・医療者はマスク・手袋を着用。電子カルテ操作上，ガウンの着用が困難。スピル対応時以外は未着用 ・曝露対策についての患者指導は未実施	・CSTD投与ルートは未導入 ・調査用ガウンや点滴台下からCPAや5-FUが検出	曝露対策ワーキングチームを発足。CSTD投与ルートの採用に向けて検討開始	新病院移転直後であり患者数が少なかったためか残留量は比較的低値。患者用トイレや看護師のシューズ裏からは検出限界以下
	2回目調査後	・1回目調査と比較して5-FU投与患者が急増。すべて携帯型持続注入ポンプ使用患者 ・CSTD投与ルート導入直後の調査でありスタッフの手技の不慣れさや教育が不十分だった可能性あり	・点滴台下，手袋，リクライニングチェア，廃棄ボックス周辺から5-FUが検出。洋式便座周辺からCPA，5-FUが検出 ・調査用ガウンは検出限界以下 ・患者用トイレの曝露量が高く，教育が必要	・すべての点滴抗がん薬でCSTD投与ルートを導入。抗がん薬投与前後は生食など非HDsでルートフラッシュを徹底し全レジメンを見直し ・院内男性トイレに座位にて排尿する旨のポスターを掲示。入院患者と外来化学療法オリエンテーションでもポスターを配布し周知	・抗がん薬投与前後のルートを生食でフラッシュすることで手袋や床面への汚染を低減 ・トイレの使用方法について特に男性への説明を徹底することでトイレでの曝露とその拡大を低減できた

投与現場における医療者のガウン着用は必要であると認識しているが，当院はCSTD投与ルート導入以降はガウンへの曝露が検出限界以下だったこと，ガウン着用により電子カルテ操作（職員の個人認証）が行えなくなる問題が判明したこと，一人の看護師が同時に複数の化学療法施行患者を受け持つためコストと運用の問題があることから，日常業務における看護師のガウン着用は見送りとなった。ただし，抗がん薬のスピル時（後述）や膀胱内注入時は看護師のガウン着用を義務づけた。

当院の5-FUで最も使用量が多く用いられる投与方法は，急速点滴静注終了後に携帯型持続注入ポンプに切り替える場合である。この方法では，急速点滴静注後のルート内残液からの曝露の危険性があった。CSTD投与ルート導入後に，急速点滴静注からの切り替え前に生食でルートフ

ラッシュすることを徹底しレジメンも修正した。その後も点滴台下からわずかではあったが5-FUの曝露が検出された。携帯型持続注入ポンプを用いた場合，点滴ボトルからの切り替え時に閉鎖的な投与システムが開放されてしまうために，わずかではあるが汚染が発生した可能性が考えられた。しかし，さまざまな対策を講じることで少しでも環境中への曝露を低減できると考える。

　このことから，がん化学療法を運用するにあたり，薬剤の納入から調製，運搬，投与，患者からの排泄までの一連の過程において，閉鎖系が開放されるポイントがどうしても発生する。CSTDとCSTD投与ルートの両方を導入した当院の曝露調査の結果から，閉鎖系が開放されるポイントにおいて曝露量が増加しやすいことが示唆された。

		調査開始時	問題点	対　策	効　果 （改善があったこと）
HD運搬時 （薬剤部⇒ 外来/病棟）	1回目 調査後	・調製済み輸液ボトルは，チャック付きポリ袋に封入 ・入院・外来各専用トレイを使用。病棟へはメッセンジャーによる運搬。外来へは調製室からパスボックスでの受け渡し	運搬用トレイに5-FUがわずかに検出。CPAは検出限界以下。運搬用トレイの清掃が未実施。院内に洗浄スペースがなく業務中の清掃時間を確保できない	・年1回運搬用トレイを買い替え ・チャック付きポリ袋はBSC内に入れない，輸液ボトルはBSC外に触れないよう周知徹底	・チャック付きポリ袋の外側にBSC内の汚染物質が付着することを防ぎ外部への拡散を低減できる ・輸液ボトル表面の曝露量は検出限界以下
	2回目 調査後	上記と変更なし	・運搬用トレイの曝露量はBSC内や手袋の曝露量と近似 ・作業効率のため5-FUは箱包装から取り出して準備していた	・可能なかぎり箱包装のまま準備を徹底 ・手袋は30〜1時間での交換を徹底	手袋に5-FUの曝露があったが，運搬用トレイや輸液ボトル表面は検出限界以下。HDをBSC内に封じ込めることができている

　運搬用トレイやBSC外へ汚染が認められたことから，発生源である抗がん薬調製時からの曝露と手袋などを介して拡大する可能性があることをすべての医療従事者は認識する必要がある。また，CSTDの使用方法や操作手順は曝露調査などを通して確認する必要があると考える。今回の調査からチャック付きポリ袋などに封入して運搬することも，簡易な曝露対策であり外部への拡散防止に有用であることが推察された。

		調査開始時	問題点	対　策	効　果（改善があったこと）
CSTDへの病院からの財政的支援	1回目調査後	・2014年からCPA/IFM/ベンダムスチンの調製でCSTDを導入 ・看護部からの職業曝露対策の要望と2016年度の診療報酬改定も影響し，CSTD導入と拡大を検討	経営に影響を及ぼすコスト増が容易に予測されるため，詳細な試算とCSTD導入の必要性について上層部への説明が課題。コスト削減できる医療機器類を調査	多職種で構成された曝露対策ワーキングチームを発足。リスクとベネフィットを考慮しCSTDを選定。見込まれる収益増とコストを試算。曝露対策の必要性とともに病院上層部に説明。事務部で価格交渉	病院上層部より，全抗がん薬に対してCSTD採用の許可。経営会議で正式に了承
	2回目調査後	殺細胞性抗がん薬を中心にCSTD使用対象薬剤を拡大。CSTD投与ルートは全抗がん薬輸液ボトルを対象に導入	・調製件数増加と人員不足，調製時間の延長によりCSTDの全抗がん薬への拡大が保留 ・試算時のコスト増と実績との乖離を定期的に確認	病院経営への影響を継続的に確認し病院上層部へ定期的に報告	病院上層部の理解は得られている。医療安全面での問題は未発生

第2章　各施設の研究・調査結果

　以前は院内の，病院上層部も含め多くの医療従事者は職業曝露に対する認識が低く，曝露対策の必要性が十分に理解されていなかった。2014年当時のCSTD使用量としては，病院経営に大きく影響する負担額ではないと判断され採用を認めてもらった。

　その後，ガイドラインの発刊など職業曝露対策の重要性が広まるなか，当院は2016年初頭，医療安全の観点から薬剤の区別なく，原則としてすべての注射抗がん薬をCSTD使用対象とすることについて看護部と薬剤部で検討を開始した。当然大幅なコスト増が懸念され，病院経営に大きく影響することが容易に予想された。しかし，医療従事者のみならず患者とその家族への曝露対策も必要であること，抗がん薬曝露対策はがん専門病院の責務であることを現場責任者から病院上層部に説明したところ，経営会議で全注射抗がん薬を対象にCSTDを導入することが了承された。

　CSTD投与ルートを選択するにあたり，それ以外の輸液ルートのメーカーと統一することで，医療安全面からの効果と購入費削減効果が見込まれた。そのため，CSTDと接続可能なCSTD投与ルートを選択し，あわせて院内の全輸液ルートのメーカーを変更した。変更後，医療安全面について大きな問題は発生していないが，経営面への影響については，事務部と継続的に確認する必要がある。

九州がんセンターにおける研究・調査の結果　　85

薬剤部と外来化学療法センターでの抗がん薬検出量は以下のようになった。

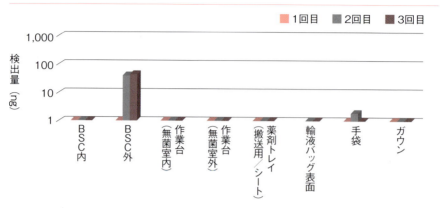

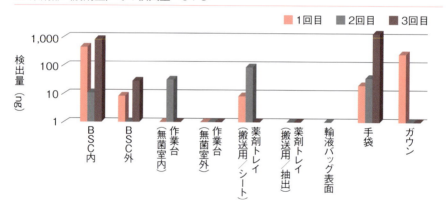

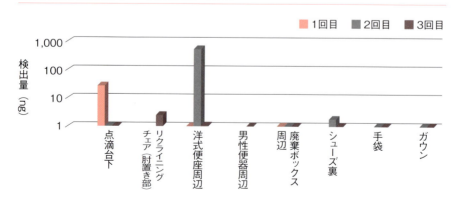

■ 外来化学療法センターでの検出量・5-FU

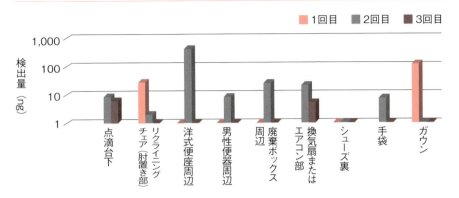

調査期間中の抗がん薬調製量と投与量，およびCSTDの導入状況は，以下のとおりであった。

■ 調査期間中の抗がん薬総調製量・総投与量，CSTD導入状況

	1回目（2016年3月14日〜3月18日）			CSTD導入状況	
	CPA	5-FU	PTX	入院外来調製	入院外来投与
総調製量（薬剤部）(mg)	11,545	87,603	6,926.6	CPA/IFM/ベンダムスチンの3剤で導入	なし
総投与量（外来化学療法センター）(mg)	1,605	53,400	2,353.6		

	2回目（2016年11月28日〜12月1日）			CSTD導入状況	
	CPA	5-FU	PTX	入院外来調製	入院外来投与
総調製量（薬剤部）(mg)	23,065	120,413	7,003	38剤	すべて導入
総投与量（外来化学療法センター）(mg)	4,590	71,653	3,145		

	3回目（2017年5月15日〜5月19日）			CSTD導入状況	
	CPA	5-FU	PTX	入院外来調製	入院外来投与
総調製量（薬剤部）(mg)	21,001	103,572	6,185.2	41剤	すべて導入
総投与量（外来化学療法センター）(mg)	7,605	62,700	3,480.2		

研究・調査を振り返って

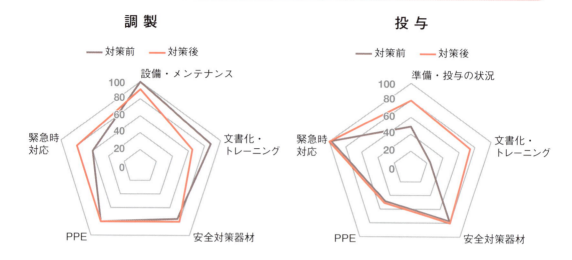

　2016年度診療報酬改定において閉鎖式接続器具を使用した場合の無菌製剤処理料が増点された。これを機に当院では，現場責任者から病院上層部へCSTD導入などの抗がん薬曝露対策の必要性を訴えたところ，このような取り組みを率先して行うことががん専門病院としての責務であると認識してもらえた。このことは非常に大きな強みとなり，CSTDの導入を一気に加速できた。

　当院の抗がん薬調製は100%薬剤師が実施しているため，CSTDの選定にあたっては薬剤部内で検討し決定した。

　一方，抗がん薬投与に際しては医療安全を考慮して医療安全管理室代表者，看護師幹部，全病棟および外来からの各部署代表看護師，複数の薬剤師，臨床工学技士から構成されたチームを結成した。そこでは以下の3点を重視して検討した。①CSTDデバイスの使用方法について，使用する部署内全体に容易に周知できるものであること。②すべての部署で共通して使用可能であり，閉鎖式接続器具と接続可能な閉鎖式投与ルートであり，かつ，それと輸液ルートが安全に併用できること。さらに輸液ポンプとの管理が容易に行えること。③CSTD導入の必要性と経営面への影響を慎重に検討し，病院上層部に説明できること。

　これらの内容を実施した結果，2016年11月からすべての抗がん薬投与時にCSTD投与ルートを使用できるようになった。

　CSTD導入にあたっては，コストが高く診療報酬に見合わないため，病院上層部や事務部の理解が得られにくい場合が多い。しかし自施設に見合うデバイスを多職種で慎重に検討し，医療安全と職業曝露対策としてCSTDを導入する必要性を根気強く説明する必要がある。

第1章　第2章　**第3章**

Q&A

Q1 "ng"，"μg"，"pg"とはどのくらいの量ですか？ HDはどのくらいまでの量なら安全ですか？

A m（ミリ），μ（マイクロ），n（ナノ），p（ピコ）の順で，1,000分の1ずつになります。曝露対策を考えるとき，汚染量の単位とその量の大きさを考えることが重要です（表）。

HDはどのくらいまでの量なら安全かといった許容量については，現時点までの研究では明らかにされていません。

表　抗がん薬の汚染量の表記

mg（ミリグラム）	1gの1,000分の1	1,000分の1グラム
μg（マイクログラム）	1mgの1,000分の1	100万分の1グラム
ng（ナノグラム）	1μgの1,000分の1	10億分の1グラム
pg（ピコグラム）	1ngの1,000分の1	1兆分の1グラム

1 プライミング1滴中の抗がん薬の量

曝露に関する調査の多くは，抗がん薬の汚染量をng単位で報告しています。

シクロホスファミド（CPA）500mgを生理食塩液500mLに溶解したとき，溶液の濃度は，1mg/mLです。1滴は0.05mLなので，1滴中にはCPAは0.05mg含まれていますが，「0.05mg＝50μg＝50,000ng」です。すなわち，この濃度の点滴が1滴こぼれると，50,000ngのCPAが漏出することになります。USP800では，調製時にBSC内でHDを含まない溶液でプライミングすること，投与時には必ずCSTDを使うこととしています[1]。

2 HDの許容範囲

HDの曝露は，薬剤の搬入から，調製，投与，患者ケア，清掃，廃棄物の処理などの各段階で起きる可能性があります。HDが人体に入る経路としては，皮膚・粘膜吸収，吸入，注射，経口摂取などがありますが，職業曝露では，汚染された環境や器材などの表面に触れることにより，皮膚が汚染されてHDが吸収される経路が重要です。すなわち，環境汚染の低減が職業曝露予防に有用ですが，HDを使用している施設の環境表面の汚染をゼロにすることは極めて困難です。また，どのくらいまでの量であれば安全かという許容範囲は，現時点までの研究では明らかにされていません[1]。

	pgを1とした時の倍率	動物での相対比較
pg （1兆分の1グラム）	1	テントウムシ
ng （10億分の1グラム）	×1,000	ハムスター
μg （100万分の1グラム）	×1,000,000	ヒト
mg （1000分の1グラム）	×1,000,000,000	クジラ

図　基本単位の簡易比較

③ 環境汚染のモニタリング

　HD汚染の許容範囲が明らかではない以上，環境モニタリングで安全性を確認することはできません。USP800では環境汚染のモニタリングを推奨していますが，その目的は自施設のHDのセーフハンドリングが有効であることを確認するためです[1]。調製時や投与時に誤って1滴こぼすと数万ngのHDが環境に漏出するため，測定値に一喜一憂することなく，自施設のベースラインに基づいて評価し，業務手順を見直していくことが重要です。

●参考文献
1）　United States Pharmacopeial Convention : USP General Chapter <800> Hazardous Drugs-Handling in Healthcare Settings（http://www.usp.org/sites/default/files/usp/document/our-work/healthcare-quality-safety/general-chapter-800.pdf）

（櫻井 美由紀）

Q 2 HDへの曝露による健康被害には根拠がありますか?

A 2004年にCDCの傘下機関であるNIOSHがアラートを発表しました[1]。アラートは,「抗悪性腫瘍薬およびその他の有害な薬物への職業曝露からの予防が必要である。医療現場の有害な薬物または危険な薬の取り扱いにおいて,皮膚発疹,不妊症,流産,およびおそらくは白血病または他のがんを引き起こす可能性がある」という言葉で始まります。このNIOSHが提唱したHDのセーフハンドリングの考え方はいまでも世界中のガイドラインが採用し,HDへの職業曝露を最小限に抑えるための安全な取り扱いが推奨されています。また,米国では推奨するだけではなく,USP800[2]が2019年12月1日に基準(スタンダード)として,法的な強制力をもつことになっています。また,欧州や中東の国でもUSP800を法令化しようとする動きがあります。

HDに対する諸外国のさまざまな動き・取り組みを見て,「根拠があるからこそ動きが広まっている」と考えるべきでしょう。

1 HDによる健康被害の研究

表1からもわかるように健康被害については,多くの研究がなされてきました[3]。

例えば,がん患者のケアを行うスタッフの自然流産リスク増加[4]や,抗がん薬の取り扱いに関わる看護師の自然流産リスクが3.5倍になるという報告もあります[5]。尿中の変異原生物質のほかに看護師の自己管理やパフォーマンスチェックリストを用いて実践状況を評価した研究もあり,不妊や早産に加えて,看護師自身のパフォーマンスの低下がみられました[6]。

また,DNA損傷から健康への影響を分析する研究も発表されています。McDiamidらは,アルキル化薬を取り扱った医療従事者のDNA,アルキル化薬以外のHDを取り扱った医療従事者のDNAに,どちらも5番,7番,11番の染色体異常がみられたことを報告しています[7,8]。

Villariniらの行ったメタアナリシスでは,抗がん薬に曝露した末梢血リンパ球におけるMN測定や,リンパ球サイトカネシスブロック小核(lymphocyte cytokinesis-block micronucleus assay; L-CBMN)アッセイなどを報告した1988〜2015年の研究から24件が抽出されました。それらの研究では主に姉妹染色分体交換(3試験),染色体異常(6試験),コメットアッセイ(7試験)によって遺伝毒性の評価を行っていました。結果,職業曝露と細胞遺伝学的影響との関連を確認した全体のメタ推定値は1.67[95%CI:1.41-1.98]で,使用された他の遺伝毒性試験とL-CBMNアッセイ結果との間に良好な一致がありました。そのうち15の研究で(62.5%)曝露群のMN頻度の増加が認められました[9]。

表1　HDへの職業上の曝露による健康への有害作用

有害作用の種類・部位	有害作用
悪性腫瘍	白血病，非ホジキンリンパ腫，前立腺がん，肝臓がん
生殖障害	不妊，流産，死産，先天性異常／早産，低出産体重，子宮外妊娠，結果的学習障害
外皮および粘膜	皮膚刺激／接触皮膚炎，口／粘膜の痛み，薄毛／部分的脱毛
神　経	頭痛，めまい
消化器	嘔気，嘔吐，下痢，腹痛
呼吸器	呼吸困難
アレルギー	アレルギー喘息，視覚刺激

〔Polovich M, Olsen MM：Safe Handling of Hazardous Drugs（Third Edition）. Oncology Nursing Society：p6, 2017 より引用〕

② 医療現場において重要なこと

　日本でもHDを取り扱う医療現場の汚染調査の報告が増えました。USP800でも，6カ月ごとの定期的な汚染調査と取り扱い手順の評価，見直しを求めています。これらの調査は，曝露の有無と経路，現状の取り扱い方法の問題点を教えてくれます。Connorらも，曝露経路は皮膚吸収が最も高いことが示唆されていると述べています[10]。さまざまな作用機序のHDを取り扱う医療従事者は，急性症状や慢性症状，臓器毒性，生殖への影響を来す可能性があるといえます。いま一度，NIOSHの定義とHDリストを見直し，がん薬物療法における抗がん薬曝露とその健康被害について再認識することが重要です。

●参考文献
1)　Centers for Disease Control and Prevention：NIOSH Alert: Preventing Occupational Exposures to Antineoplastic and Other Hazardous Drugs in Health Care Settings（http://www.cdc.gov/niosh/docs/2004-165/pdfs/2004-165.pdf）
2)　United States Pharmacopeial Convention：USP General Chapter <800> Hazardous Drugs-Handling in Healthcare Settings（http://www.usp.org/sites/default/files/usp/document/our-work/healthcare-quality-safety/general-chapter-800.pdf）
3)　Polovich M, Olsen MM：Safe Handling of Hazardous Drugs（Third Edition）. Oncology Nursing Society：p6, 2017
4)　Dranitsaris G, et al：Are health care providers who work with cancer drugs at an increased risk for toxic events? A systematic review and meta-analysis of the literature. J Oncol Pharm Pract, 11（2）：69–78, 2005
5)　Lawson CC, et al：Occupational exposures among nurses and risk of spontaneous abortion. Am J Obstet Gynecol, 206（4）：327, 2012
6)　Martin, S：Chemotherapy handling and effects among nurses and their offspring. Oncol Nurs Forum, 32（2）：425–426, 2005
7)　McDiarmid MA, et al：Chromosome 5 and 7 abnormalities in oncology personnel handling anticancer drugs. J Occup Environ Med, 52（10）：1028–1034, 2010
8)　McDiarmid MA, et al：Chromosomal effects of non-alkylating drug exposure in oncology personnel. Environ Mol Mutagen, 55（4）：369–374, 2014

9) Villarini M, et al : Occupational exposure to cytostatic/antineoplastic drugs and cytogenetic damage measured using the lymphocyte cytokinesis-block micronucleus assay: A systematic review of the literature and meta-analysis. Mutat Res, 770 (Pt A) : 35-45, 2016
10) Connor T, et al : Surface wipe sampling for antineoplastic (chemotherapy) other hazardous drug residue in healthcare settings: Methodology and recommendations. J Occup Environ Hyg, 13 (9) : 658-667, 2016

（岩本 寿美代）

Q3 メディカルサーベイランスとは何ですか？

A メディカルサーベイランスとは，医療従事者がどの程度健康被害を受けているか調査することをいいます。海外やわが国の曝露ガイドラインでは，HDを取り扱う医療従事者に，病歴，職歴，曝露歴の聴取や，身体検査，臨床検査といった調査を定期的に行うことを推奨しています[1-5]。定期的な健康診断に合わせて行うことも可能とされています。医療従事者の健康状態のチェックや対策の立案のための基礎的データとして必要不可欠と考えられます。これはわが国でも，各施設で十分対応可能です。

1 メディカルサーベイランスとは

　HD曝露に関連する医療関係者や環境の定期的な調査は重要であり，①医療従事者に対するメディカルサーベイランス，②薬剤の調製・投与に関わるモニタリング，が含まれます。

　前述のように，メディカルサーベイランスとは，医療従事者にどの程度健康被害があるかどうかの調査です。NIOSH，OSHA，ONS，ASHPの海外ガイドラインでは，HDを取り扱う作業者に対してメディカルサーベイランスを行うことを推奨しています[1-4]。具体的には，履歴（病歴，職歴，曝露歴），身体検査，臨床検査のモニタリングであり，定期健康診断に含めてよいとしています。健康被害があった場合，それが曝露によるものであるかの判断については十分に慎重な検討が必要ですが，医療従事者の健康状態のチェックや対策の立案のための基礎的データとして必要不可欠です。

2 モニタリングとは

　モニタリングには，①環境的モニタリング，②生物学的モニタリングの2つがあります[5]。

　業務環境・業務手順を変更したときに評価する場合や，大量のスピルがあったときなどに追跡調査する場合などでは，特に環境的モニタリングが推奨されます。また，USP800においては定期的な職業曝露の環境的モニタリングを推奨しています。わが国ではワイプ法，サンプリングシート法[6] が利用できます（**表**）。それぞれの方法に特徴があり，目的に応じた使い分けも可能です。

　生物学的モニタリングは，曝露された医療従事者の体液，尿などに含まれる薬剤やその代謝物を測定することであり，わが国で利用できる調査もあります。しかし，その調査結果と実際の健康被害との関連性は十分に明らかであるとはいえず，今後の研究成果が待たれるところです。

　メディカルサーベイランスはモニタリングと並んでHD曝露に関わる重要かつ基本的な調査です。医療機関は所属する医療従事者の健康を守る義務の一環として，これら調査の定期的な実施と費用投資は積極的に行うことが重要です。

表　環境的モニタリングの方法

方法	使用法	溶媒使用	正確性	検査場所	累積曝露量
ワイプ法（拭き取り法）	拭き取り箇所をテープで囲み、枠内に溶媒を滴下し、縦・横に二度拭きし、容器に収納後送付する	あり	拭き取り方により回収率が違う可能性がある	ピンポイントで測定できる	あり
サンプリングシート法（図）	サンプリングシートを貼り、一定期間置いた後に剥ぎ取り送付する	なし	シートに付着した量が正確にわかる	一定の範囲での測定となる	ゼロベースからスタート（調査期間中累積）

〔日本がん看護学会，他・編：がん薬物療法における曝露対策合同ガイドライン2015年版．金原出版，pp74-75，2015，シオノギ分析センター：抗がん剤曝露調査（http://www.shionogi-ac.co.jp/products/environment/）より作成〕

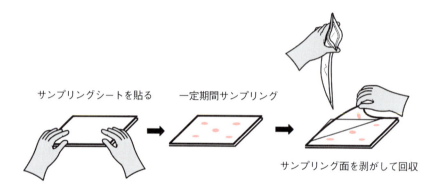

図　サンプリングシート法

● 参考文献

1) Centers for Disease Control and Prevention : NIOSH Alert: Preventing Occupational Exposures to Antineoplastic and Other Hazardous Drugs in Health Care Settings（http://www.cdc.gov/niosh/docs/2004-165/pdfs/2004-165.pdf）
2) Occupational Safety and Health Administration : OSHA work-practice guidelines for personnel dealing with cytotoxic (antineoplastic) drugs. Occupational Safety and Health Administration. 1986
3) Polovich M, Olsen MM : Safe Handling of Hazardous Drugs（Third Edition）. Oncology Nursing Society, 2017
4) American Society of Health-System Pharmacists : ASHP Guidelines on Handling Hazardous Drugs. Am J Health Syst Pharm, 63 : 1172-1193, 2006
5) 日本がん看護学会，他・編：がん薬物療法における曝露対策合同ガイドライン2015年版．金原出版，pp74-75，2015
6) 柳原良次，他：新しい飛散調査法（サンプリングシート法）を用いた抗悪性腫瘍薬の飛散状況の評価．日病薬誌，50（1）：61-65，2014
7) シオノギ分析センター：抗がん剤曝露調査（http://www.shionogi-ac.co.jp/products/environment/）

〈青儀　健二郎〉

Q 4　CSTDとは何ですか？

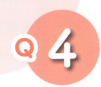

CSTDは，"closed-system drug transfer devices" の略で，日本語では「閉鎖式薬物移送システム」と訳します。
　CSTDとは，異物や微生物の混入を防ぐ（nothing in）とともに，Hazardous Drugs（HD）などの危険な物質をシステム外に漏出させない（nothing out）構造を有するものをいいます。この場合の「漏出させない危険な物質」とは，液状，エアロゾル，揮発物質を含むすべての危険性薬剤を指します。
　CSTDは，HDによる環境の表面汚染を減らし，HDを調製また投与するエリアで業務を行う医療スタッフ全員の曝露を減らす目的で使用します。米国がん看護学会（Oncology Nursing Society；ONS）ではCSTDを，発生源でHDを封じ込めることで，汚染の拡大を減らし曝露を低減する方法として，BSCと併用することができるエンジニアリングコントロールに位置づけています[1]。
　重要なことは，感染予防のために輸液ライン内に異物や微生物の混入を防ぐ閉鎖式システム（クローズドシステム）はCSTDとは別のものであるということ，CSTDを使用してもPPE（個人用防護具）を削減してはならないこと，CSTDをアイソレーターやBSCの代用としてはならないことです。

1　CSTDについての各ガイドラインによる説明

CSTDが各種ガイドラインでどのように説明され，定義づけられているかを下記に紹介します。

▶NIOSH（2004）[2]
　環境汚染因子がシステム内に入り込み危険薬剤やその蒸気がシステム外へと放出されるのを機械的に阻止する薬剤移送器具。CSTDはBSCの代用にすることはできず，BSC内で使用すること。また，CSTDを使用する際にも適切なPPEと作業の実施が必要である。

▶がん薬物療法における曝露対策合同ガイドライン（2015）[3]
　薬剤を調製・投与する際に外部の汚染物質がシステム内に混入することを防ぐと同時に，液状あるいは気化／エアロゾル化したHDが外に漏れ出すことを防ぐ構造を有する器具である。CSTDはHDの調製においてBSCの代用にはならないが，BSC内で使用することによりHDの汚染を軽減できる。

▶USP800（2016）[4]
　補足的封じ込めエンジニアリングコントロール（CSTDなど）では，調製または投与時の保護

効果を高める補助的な制御機構が得られる。一部のCSTDは，調製時にエアロゾルが発生する可能性を制限することが明らかになっている。ただし，必ずしもすべてのCSTDが確実に十分な機能を発揮するわけではない。CSTDによる封じ込めの評価のための統一的な性能基準が公表されるまでは，ユーザーは，専門家の査読を経た独立研究や提示された曝露防止効果に基づいて，市販のCSTDの機能を注意深く評価する必要がある。

CSTDは，調製時にContainment Primary Engineering Control（C-PEC）の代用として使用してはならない。CSTDは，HDを調製する際に当該剤形でCSTDの使用が可能な場合に使用すべきである。CSTDは，抗腫瘍性HDを投与する際に当該剤形でCSTDの使用が可能な場合には，使用しなければならない。

特定のHDとの物理的又は化学的な不適合が知られているCSTDは当該HDには使用してはならない。

② わが国での位置づけ

1）医薬品医療機器総合機構（PMDA）

これまで，わが国ではCSTDに該当する薬事上のカテゴリは存在しませんでした。いわゆる抗がん薬曝露防止の目的で使用する調製器具は，クラスⅠ届出品として薬事承認，認証を取得していました。2017年5月に，閉鎖式薬剤移注システムの新設についての情報の一般公開後に，CSTDというカテゴリが新設されました。その使用目的または効果は，「外部の微生物等の物質のシステムへの混入，および薬剤または気化した薬剤のシステムからの漏出を防止するために，気密性の確保および漏出を防止するための機構をもつ閉鎖型の薬剤移注装置（CSTD）であり，これにより，気化，エアロゾル化，および漏出した薬剤による医療関係者ならびに医療環境への曝露を防止する」です。BDファシール™が承認を受けています（2018年3月現在）。

2）診療報酬に関わる事項

診療報酬では，「平成30年3月5日保医発0305第1号，別添1 医科診療報酬点数表に関する事項 第6部 注射 第1節 注射料 第1款 注射実施料 G020 無菌製剤処理料」において『(4) 閉鎖式接続器具については，薬剤の漏出防止性能を有するものとして薬事承認された医療機器を用いることが望ましい』という通知が出されています。

●参考文献
1) Polovich M : Safe Handling of Hazardous Drugs（2nd ed）. Oncology Nursing Society, 2011
2) Centers for Disease Control and Prevention : NIOSH Alert: Preventing Occupational Exposures to Antineoplastic and Other Hazardous Drugs in Health Care Settings（http://www.cdc.gov/niosh/docs/2004-165/pdfs/2004-165.pdf）
3) 日本がん看護学会，他・編：がん薬物療法における曝露対策合同ガイドライン，金原出版，p39，2015
4) United States Pharmacopeial Convention : <800> Hazardous Drugs-Handling in Healthcare Settings（http://www.usp.org/sites/default/files/usp/document/our-work/healthcare-quality-safety/general-chapter-800.pdf）

5) International Society of Oncology Pharmacy Practice：ISOPP Standards of Practice（http://www.isopp.org/education-resources/standards-practice）

6) 櫻井美由紀，他：平成25年度学術委員会学術第7小委員会報告抗がん薬安全取り扱いに関する指針の作成に向けた調査・研究（最終報告），日本病院薬剤師会雑誌，50（9）：1065-1071，2014

7) Connor TH, et al：E ectiveness of a closed-system device in containing surface contamination with cyclophosphamide and ifosfamide in an i.v. admixture area. Am J Health Syst Pharm, 59（1）：68-72, 2002

8) Polovich M, Olsen MM：Safe Handling of Hazardous Drugs（Third edition）. Oncology Nursing Society, 2017

9) American Society of Health-System Pharmacists：ASHP guidelines on handling hazardous drugs. Am J Hosp Pharm, 63：1172-1193, 2006

10) 厚生労働省：診療報酬改定 無菌製剤処理料（http://www.mhlw.go.jp/file.jsp?id=519672&name=file/06-Seisakujouhou-12400000-Hokenkyoku/0000196307.pdf）

（櫻井 美由紀）

Q5 職員に対する曝露対策の教育はどのように行えばよいですか？

A 職員への教育は，知識教育とスキルトレーニングで行います。知識教育は座学中心で行い，スキルトレーニングは，演習形式で行います。多人数で行う場合は，数名につき1名のトレーナーを配置するとよいでしょう。

1 HDについての教育の実施

HDについての教育は，HDを取り扱うすべての人に実施する必要があります。海外のガイドライン等では，HDを取り扱う薬剤師や看護師，医師，その他の医療従事者のほか，HDを取り扱う場所を清掃する清掃員までを対象者に含むとしています[13]。知識教育とスキルトレーニングの2本立てで行われ，該当する職員が単独でHDを取り扱う前までに実施する必要があります。また，HDまたは新規の器具を導入する前，あるいは，プロセスまたは業務手順書に新規の項目や大きな変更を加える前に，関係する該当者に対して教育を実施する必要があります。

1）知識教育

知識教育は，座学講義で行われることが多いですが，最近では，e-learningなどを活用する場面もあります。座学講義のなかで網羅しなければならない項目としては，**表1**の項目が挙げられます[1, 2]。

2）スキルトレーニング

スキルトレーニングは，HDを取り扱う職種の業務内容に沿って，**表2**に示した項目などを組

表1　知識教育を行うべき項目

●各施設でのHDリストについて
●HDの曝露のリスクの概要
●HDの取り扱いに関連する各施設の標準手順書のレビュー
●HDについての基礎的薬理学
●無菌調製法の理論
●個人防護具（PPE）の使用法
●CSTDとバリア（防御）についての理論
●ヒエラルキーコントロールについての理論
●HDを含む廃棄薬の処理について
●HDの漏出と事故による曝露時あるいは疑われるときの対応
●HD管理に関する病院の方針と取り扱い手順

(ISOPP Standards of Practice : Section 6- Facilities for sterile cytotoxic reconstitution and personal protective equipment. J Oncol Pharm Pract, 13 : 17-26, 2007)

表2　スキルトレーニングを行うべき項目

- 安全キャビネットおよびアイソレータ（CACI）の使用方法について
- クリーンルーム内の作業方法について
- 無菌環境の取り扱いに関して
- PPEの使い方と取り扱い
- CSTDの使用方法
- HDを含む廃棄の処理方法
- HDの漏出処理方法
- スピル時の対応について

(ISOPP Standards of Practice : Section 6– Facilities for sterile cytotoxic reconstitution and personal protective equipment. J Oncol Pharm Pract, 13 : 17-26, 2007)

み合わせて作成することが推奨されています。

　実際に模擬薬剤と器材などを用いて演習形式で行う場合に，1グループで行う人数は，多くても10人までがよいでしょう。トレーナーが見て，正しく操作されているかどうかを判断できる人数配置でなければなりません。

3）評価と記録

　これらの教育は，HDを取り扱う人の業務内容に応じた項目を年1回，定期的に実施し，その評価を行うことが望まれています[1,2]。さらに，知識教育とスキルトレーニングおよびその評価をすべて文書化し，各職員の記録として人事ファイルなどに保管することが推奨されています。

● 参考文献

1) ISOPP Standards of Practice : Section 6– Facilities for sterile cytotoxic reconstitution and personal protective equipment. J Oncol Pharm Pract, 13 : 17-26, 2007
2) United States Pharmacopeial Convention : USP General Chapter <800> Hazardous Drugs-Handling in Healthcare Settings（http://www.usp.org/sites/default/files/usp/document/our-work/healthcare-quality-safety/general-chapter-800.pdf）
3) Polovich M, Olsen MM : Safe Handling of Hazardous Drugs（Third Edition）. Oncology Nursing Society, 2018

（石丸 博雅）

Q6 BSCやアイソレーターについて詳しく教えてください

A BSCは"biological safety cabinet"の略で,日本語では「生物学的安全キャビネット(以下,BSC)」といいます。

BSCは内側が陰圧に保たれており,作業空間で取り扱う有害物質への曝露から作業者を守るための装置で,抗がん薬調製時に,HDの飛沫の流出を防ぎ作業者の安全を守ることができます。

一方,クリーンベンチは作業空間を清浄に保つため内部を陽圧にしています(図1)。つまり,内部の無菌性は保たれますが,作業時に発生する飛沫が作業者に向かって噴き出すことになり,作業者の曝露を増大させてしまいます。そのため抗がん薬の調製にクリーンベンチを使用してはいけません。

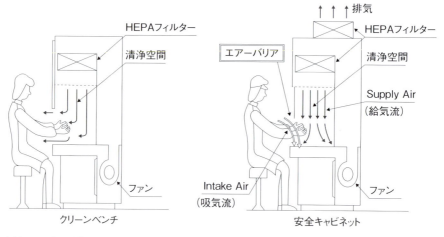

図1 クリーンベンチとBSC(安全キャビネット)の構造的相違
(日本病院薬剤師会・監:抗悪性腫瘍剤の院内取扱い指針 抗がん薬調製マニュアル第3版.じほう,p75,2014より引用)

1 BSCの分類

BSCはその構造により3つに分類されます。

- **クラスⅠ**:作業者への曝露を防ぐには適しているが,無菌調製には適していない。散薬のHDの調剤に用いることが推奨される(Q12参照)
- **クラスⅡ**:HEPAフィルターを通して細菌や微粒子がろ過された空気が作業空間に供給されるため,作業者への曝露が防げ,無菌調製も可能。操作性も良いため,注射用抗がん薬の調製に適している。クラスⅡは,タイプAとタイプBに分けられる(表)
- **クラスⅢ**:作業者と内部は隔壁で隔てられている。作業者への曝露が防げ,無菌調製も可能。両者の精度はクラスⅡ以上だが操作性が悪い

表 BSCクラスⅡのタイプ分類（JIS K3800:2009）

	タイプA1	タイプA2	タイプB1（図2）	タイプB2（図3）
用途	生物材料（病原体・遺伝子組み換え生物など）および不揮発物質（少量の揮発性物質・ガスの取り扱いを含む）		生物材料（病原体・遺伝子組み換え生物など）および相当量の揮発性有害物質の取り扱い	
気流方式	一部循環・一部排気			全排気
循環気率	約70%		約50%	0%
排気	室内排気，少量の少量の揮発性物質・ガスの使用時は開放式接続ダクトによる室外排気		必ず密閉式接続によってダクトに接続し，室外へ排気する。	
流入風速	0.4m/s以上	0.5m/s以上		

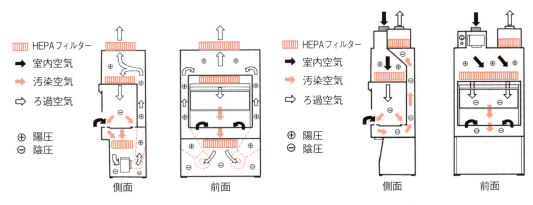

図2　BSCクラスⅡタイプB1　　　図3　BSCクラスⅡタイプB2

　抗がん薬の調製をするにはクラスⅡ以上の安全キャビネットが推奨されており，なかでも抗がん薬の調製に最も汎用されるのはクラスⅡのタイプB2です。それは，以下に挙げる4点が調製に向いているためです

・キャビネット内部の汚染した空気が作業者側に流出しないようエアーバリアで遮断されること
・キャビネット内の空気は吸引後HEPAフィルター*を通してろ過された後100%室外に排気されること
・キャビネット内部はHEPAフィルターを通した清浄な空気が供給され，無菌状態が保たれること
・抗がん薬調製のためのスペースも確保でき，内部での操作性もよいこと

＊HEPAフィルター：空気，あるいは排気中に含まれる微粒子を高性能で捕集するフィルター

　しかし，クラスⅡタイプB2のBSCを使用しただけで安全というわけではありません。適切なCSTD，PPEを使用すること，正しい手順で調製を行うことが大切です。

② アイソレーター

　アイソレーター（無菌調製用封じ込め式アイソレーター：CACI）とは作業の準備から廃棄までの全プロセスを周囲の環境から隔離された無菌環境で行える装置です。使用者（外部）とアイ

ソレーター内が物理的に隔てられているので，バイオハザードとの接触が理論的にはゼロになります。しかし，調製された薬剤の表面がHDで汚染されていれば，アイソレーターから搬出後に接触することになり，環境汚染につながります。

クラスⅡのBSCと異なり，抗がん薬の調製で使用するアイソレーターには統一された設計もしくは性能基準はないとされています。

③ C-PECとC-SEC

USP800では，BSCやアイソレーターのように，HDを直接取り扱う際に作業者およびHDの環境への曝露を最小化するよう設計された換気付き装置を，一次封じ込めエンジニアリング・コントロール（containment primary engineering control；C-PEC）とよんでいます。また，C-PECが設置された部屋を二次封じ込めエンジニアリング・コントロール（containment secondary engineering control；C-SEC）とよび，薬剤調製室内に汚染を封じ込めるために必要な基準が定められています。無菌調製のためのC-SECは，ISOクラス5の空気清浄度で固定壁をもった部屋であり，ISOクラス7の前室を通じて入室します。C-SECは隣接するエリアに対して陰圧を保つ必要があり，これは調剤環境から周囲のエリアに汚染が拡がらないためです。また，USP800ではBSCについて，汚染された空気吹き出し口や作業エリア表面から残留薬剤が作業室に放出されるのを防ぐために連続運転できるものでなくてはならないとしています。さらに，定期的な点検を義務づけています。

今後は，BSCやアイソレーターを設置する環境やメンテナンスにも配慮していく必要があります。

● 参考文献
1) 日本がん看護学会，他・編：がん薬物療法における曝露対策合同ガイドライン2015年版．金原出版，2015
2) 日本がん看護学会・監：見てわかるがん薬物療法における曝露対策．医学書院，2016
3) 石井範子・編：看護師のための抗がん薬取り扱いマニュアル—曝露を防ぐ基本技術第2版．ゆう書房，2013
4) 日本病院薬剤師会・監：抗悪性腫瘍剤の院内取扱い指針 抗がん薬調製マニュアル第3版．じほう，2014

（大塚 眞哉，倉田 真志，大田 聡子）

Q7 アイソレーターを使用すればCSTDやPPEは省略できますか？

A ヒエラルキーコントロールの考えに基づくと，アイソレーターやBSCを使用しても，CSTDやPPEを省略することはできません。

アイソレーター（図）でHDの調製を行う場合，装置内にある物品や調製された輸液バッグへの汚染の可能性が指摘されています[1]。逆に，アイソレーターで調製することで，輸液バッグや外部環境が汚染されないことを示す根拠は乏しい状況です。したがって，これらの物品や輸液バッグをアイソレーターから取り出したのち，曝露の拡大が懸念されます。

一方で，CSTDを使用した調製の場合は曝露リスクの低減が報告されており[2]，アイソレーターを使用する場合でもCSTDを省略することはできないと考えられます。

また，PPEはHDを取り扱う作業者にとって個人レベルで防御でき，かつ曝露対策の根幹を担う重要な手段の一つです。適切なCSTDとPPEを選択し正しく使用しなければなりません。

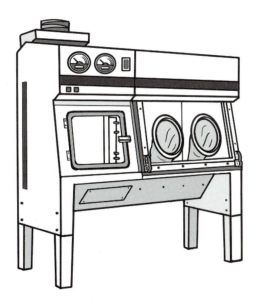

図 抗がん薬調製用アイソレーターの例

1 アイソレーターを使用する場合の曝露対策の考え方

ISOPPやONSは，HDのセーフハンドリングにおけるヒエラルキーコントロールという概念を推奨しています[3]（7ページ，図参照）。アイソレーターはBSCと同等のエンジニアリング・コントロールに位置づけられており，HDを取り扱う作業者への曝露を低減し環境中へのHDの汚染

を低減するための装置とされています[4]。

　一方，CSTDは外部の汚染物質がシステム内に混入することを防ぐと同時に，HDなどの危険な物質をシステム外に漏出させない構造を有するものです。CSTDを使用した調製の場合は，使用しない場合と比較して曝露のリスクを低減できることが報告されています[2]。このことは安全キャビネットでの調製にかぎらず，アイソレーターでの調製においても同じことです。したがって，アイソレーターを使用する場合でもCSTDを省略することはできないと考えられます。

　一方で，PPEは抗がん薬の準備・調製・投与・廃棄に至る過程において，作業者への曝露のリスクを完全に防止できるものではありません。しかし，HDを取り扱う作業者にとってPPEは正しく使用すれば個人レベルで曝露を低減でき，曝露対策の根幹を担う重要なデバイスとなります。NIOSHやUSPでは，完全室外排気型のアイソレーターを使用する場合にあっても，調製作業者はPPEを着用しなければならないとされています[5,6]。ここでのPPEとは，二重手袋，ガウン，マスク，キャップ，シューズカバーを指しています。

② アイソレーターを使用した場合の環境曝露への影響

　アイソレーターは，装置前面に設備されているグローブに手を入れて調製作業を行います。そのため，調製作業区域が調製者と完全に隔離されているため，クラスⅡのBSCと比較すると装置外部への汚染が少なく，調製作業者への曝露を低減できると考えられています[4]。アイソレーターを導入した施設のなかには，業務の簡略化とコスト削減のためCSTDの使用を中止したり，一部のPPEの省略を検討したりする場合もあるようです。アイソレーターを使用した場合に，調製作業区域周辺の環境汚染調査を行った報告では，BSCを使用した場合と比較して一部の抗がん薬の汚染が減少したことが報告されています[4]。

　アイソレーターは，調製用グローブとは別の箇所にある専用のパスボックスから薬剤や物品の搬入や搬出を行いますが，調製中に汚染された物品に直接触れる可能性も否定できません。これまでに，調製作業区域内の汚染状況について，また調製済みの輸液ボトルや調製中に使用した物品などへの汚染の可能性が指摘されています[1,4]。これら汚染した可能性のある輸液ボトルを装置から取り出し，運搬・投与・廃棄に至る過程において，医療従事者へ曝露する危険が十分に考えられます。

　このようにHDの取り扱いにあたっては，さまざまな設備やデバイスを組み合わせることによって，より効果の高い曝露対策を行う必要があります。したがって，アイソレーターを使用する際もHDを発生源で封じ込め，汚染の拡大を防ぎ，個人を防御する意味から，CSTDとPPEの使用は必要であると考えられます。

●参考文献
1) 日本薬剤師会 平成25年度学術委員会学術第7小委員会報告：抗がん薬安全取り扱いに関する指針の作成に向けた調査・研究（最終報告），2014
2) 西垣玲奈，他：抗がん薬による被曝防止を目的とした閉鎖式混合調製器具の有用性の検討．日本病院薬剤師会雑誌，46（1）：113-117，2010
3) International Society of Oncology Pharmacy Practicioners Standard Committee : ISOPP standard

of Practice. Safe handling of cytotoxics. J Oncol Pharm Pract, 13（Suppl）: 1-81, 2007

4）田代雄祐, 他：アイソレーターと抗がん剤自動調製ロボットを使用した新たな抗がん剤調製業務の検討. 医療薬学, 42（3）: 209-214, 2016

5）Centers for Disease Control and Prevention : NIOSH Alert: Preventing Occupational Exposures to Antineoplastic and Other Hazardous Drugs in Health Care Settings（http://www.cdc.gov/niosh/docs/2004-165/pdfs/2004-165.pdf）

6）Rockville MD, et al : Pharmaceutical compounding-sterile preparations（general information chapter 797）. In: The United States pharmacopeia, 28th rev., and The national formulary, 23rd ed. United States Pharmacopeial Convention : 2461-2477, 2005

7）がん看護学会, 他・編：がん薬物療法における曝露対策合同ガイドライン2015年版. 金原出版, 2015

（衛藤 智章）

Q8 アイソレーターやBSCの管理・清掃について教えてください

A NIOSH Alert（米国国立労働安全衛生研究所による警告）では，アイソレーターやBSCの管理・清掃については，それぞれ同様の扱いが可能とされています[1]。

設備の管理・清掃については，施設内でHDについての危険性を熟知した責任者を設置し，設備のメンテナンスを定期的に行う必要があります。そして，責任者以外の職員にも周知されるよう，管理手順や清掃作業について文書を作成し保管しておくことが望ましいとされています[1]。

清掃は，始業前と終業時に行う必要があります。始業前，装置内部の清掃がすでに行われていることが確認できた場合は，消毒用アルコールで拭き，業務を開始します。そして，終業時は原則として入念な水拭きを行ったのちに消毒用アルコールで拭きます。ただし，始業前に装置内部の清掃が不明もしくは未清掃の場合は，終業時と同様の清掃を行います。

なお，すべての清掃作業が終了するまでは必ずPPEを着用しなければなりません。

具体的な清掃資材については，各ガイドラインなどを参考のうえ，各施設で入手できるものを検討します。

1 ガイドラインなどの記載

アイソレーターやBSCの管理・清掃について各ガイドラインに記載されている説明を要約して紹介します。

▶がん化学療法における曝露対策合同ガイドライン（2015）[2]

BSC，アイソレーターの洗浄，消毒はトレーニングを受けた作業者の責務であり，文書化された手順に従って行うこと。

1日の作業が終了した際に，水を基本とする洗浄と無毒化を行うこと。汚染した薬剤によっては，不活化（アルカリ化）処理を考慮してもよい。

HDがこぼれた場合，こぼれた区域を洗剤で洗ったのち水で複数回すすぐ。ただし，無菌性確保のため洗浄の際は滅菌水を使用し最後にアルコールで仕上げ拭きを行う。

なお，アントラサイクリン系抗がん薬やアルキル化薬，その他一部の抗がん薬では，不活化処理をするための薬液として次亜塩素酸ナトリウム溶液や水酸化ナトリウム溶液を用いることもできる。揮発した次亜塩素酸ナトリウムを中和するため，使用後に中和作用のあるチオ硫酸ナトリウムで仕上げをすることが有効とされている。しかし，次亜塩素酸ナトリウムは，ステンレスを腐食させる懸念があるため，BSCやアイソレーター内で不活化処理を行う際には，装置の製造元に確認をする必要がある。

▶USP800（2017）[3]

すべての抗がん薬を不活化する方法は証明されていないが，表面曝露を完全に排除することを目標とすべきである。不活化する薬剤は使い方に注意する必要がある。次亜塩素酸ナトリウムはBSCのステンレスを腐食する作用があるので，チオ硫酸ナトリウムで中和する必要がある。または，次亜塩素酸ナトリウムを除去するために消毒用アルコールや滅菌蒸留水を追加で使用しなければならない。

また残留したHDを不活化・中和・もしくは物理的に除去するために，使い捨て可能なワイプまたはタオル類で吸収させる必要がある。

残留HDの表面拭き取りサンプリング調査を定期的に実施し，日常清掃の有効性を記録すること。

② BSC清掃用資材

参考として，国立病院機構九州がんセンターで使用している資材の例を紹介します。

1）不織布に両面界面活性剤を含浸させた環境・器具清拭用ワイパー

・アルコールを含んでおらず金属やプラスチック製品の腐食性も少ない
・主に水と第4級アンモニウム塩，両面界面活性剤を含有しており，洗剤の代用として破れにくく簡便で使用しやすい

2）不織布にエタノール80%を含浸させた除菌用ワイパー

・1）の環境・器具清拭用ワイパーで清拭後，無菌性確保目的で除菌用ワイパーを使用
・不織布であるため清拭中でも破れにくい

●参考文献

1) Centers for Disease Control and Prevention : NIOSH Alert: Preventing Occupational Exposures to Antineoplastic and Other Hazardous Drugs in Health Care Settings（http://www.cdc.gov/niosh/docs/2004-165/pdfs/2004-165.pdf）
2) 日本がん看護学会, 他・編：がん化学療法における曝露対策合同ガイドライン2015年版. 金原出版, 2015
3) The United States Pharmacopeial Convention : USP General Chapter <800> Hazardous Drugs – Handling in Healthcare Settings（http://www.usp.org/sites/default/files/usp/document/our-work/healthcare-quality-safety/general-chapter-800.pdf）

（衛藤 智章）

Q9 調製時の注意事項を教えてください

A HD調製時は，クラスⅡ以上のBSCまたはアイソレーターを使用し，BSC，アイソレーター，CSTDの使用の有無にかかわらず，手袋，マスク，ガウン，保護メガネ（フェイスシールド，ゴーグル），ヘアキャップ，シューズカバーなどのPPEを着用する必要があります。また，職員の曝露防止の観点から，すべての抗がん薬の調製にCSTDを使用することが望ましいでしょう。CSTDを使用しない場合は，バイアルの調製は常に陰圧操作で行い，アンプルカット時，エアー抜き時などにおける曝露を防止するため，基本的な調製手順を身に着けておく必要があります。また，調製後の空バイアルや残液は，チャック付きポリ袋に入れて搬出し，調製後のHDは，1薬剤1袋の同ポリ袋に入れて払い出します。

1 HD調製時の注意

HDは，医療従事者および調製エリアで働く人々を保護する条件下でのみ調製します。また，HD調製時には，操作上の基準を遵守しなければなりません。以下にその注意点をまとめました。

1) 調製場所

- 調製場所での飲食，喫煙，食品の保管は厳禁
- 発疹，皮膚炎（日焼けを含む），すり傷，結膜炎，口唇ヘルペス，活動的な呼吸器感染症がある場合は調製を担当しない
- 調製者はアクセサリー類を外す
- 汚染源になりうるため，香水，ヘアスプレーなどは避ける

2) 調製時のPPE

- 調製エリアで働くすべての作業者はヘアキャップ，マスク（場合によってはN95），シューズカバーを着用する
- HD曝露のリスクがあるときは常にガウン，保護メガネ（フェイスシールド，ゴーグル）を着用する
- HDを調製する際に着用するガウンは，非透過性で，長袖，フィットする袖口，前閉じ，背開きのものでなければならない
- HD曝露の可能性がある場合（BSCでHDを調製，HDのバイアルを取り扱う場合）はすべての作業者が使い捨て手袋を常時二重にして着用しなければならない。手袋はASTM基準に適合したもので，目に見える穴や破れがある手袋は着用しない
- パウダーは作業エリアを汚染し，HDを吸収して保持する可能性があるため，手袋はパウダーフリーでなければならない

110　第3章　Q&A

・手袋はアルコール消毒し，BSC内で無菌調製作業を行う前に完全に乾燥させる
・HD調製中に着用する手袋は，破れた場合，穴があいた場合，または汚染の疑いがある場合はすぐに交換する。そのほかは30分ごとに交換する。二重手袋を外すたびに，石けんと水で手を洗う

3）BSC

・UV光が目に損傷を与えることがあるため，作業時は点灯してはいけない
・毎日の調製開始前に消毒薬の希釈液*，続いて消毒用アルコールを使用して，BSCのすべての内面を洗浄，消毒する。清掃後，少なくとも15分間はBSCを作動させる
　*消毒薬の希釈液：クロルヘキシジン0.05％などの，水で希釈した消毒薬
・フロントの吸気グリルと後部の排気グリルを塞がない。調製に必要な材料は，後部のグリルを塞ぐことなくフロントグリルから離して準備する。調製操作は，BSCの前面開口部および側壁から少なくとも約15センチあける
・調製終了後は少なくとも5分間BSCを作動させておく。その後，消毒薬の希釈液で消毒し，続いて消毒用アルコールを使用して，BSCのすべての内面を洗浄，消毒する

4）一般的な手順

・誤った調製を防ぐために，1患者1トレイで準備する。BSC内の気流が乱れるため，余計なものはBSCに持ち込むべきではない
・HDバイアルは，消毒薬の希釈液を含有したワイプで清拭した後にアルコール消毒してBSC内に入れる
・輸液バッグのポートとバイアル栓は，消毒用アルコールで消毒する
・HDの充填は，注射器の全容積の75％以下とする

5）BSCからの製剤の払い出し

・輸液バッグのポートは，BSCから取り出す前にアルコール綿で拭き，HD残留物を除去する
・最終調製物の表面はHDで汚染の可能性があるため，BSCから払い出す前に消毒薬の希釈液を含有したワイプで清拭する

6）調製エリアからの退出

・調製エリアを出る際に，PPEを適切に脱ぐ。PPEの取り外しは，HD汚染を拡げないよう注意して行う

●参考文献
1) United States Pharmacopeial Convention : USP General Chapter <800> Hazardous Drugs-Handling in Healthcare Settings（http://www.usp.org/sites/default/files/usp/document/our-work/healthcare-quality-safety/general-chapter-800.pdf）
2) Polovich M, Olsen MM : Safe Handling of Hazardous Drugs（Third edition）. Oncology Nursing Society, 2017

（吉田 和美）

Q10 搬送時に注意すべきことはありますか？

A HDは調製時や投与時に細心の注意が払われるのはもちろんですが，調製→投与→廃棄という流れでの総合的な曝露防止対策が必要という観点からすると，調製した抗がん薬を搬送する過程においても同様です。調製時の薬剤師や投与時の看護師だけでなく，運搬に関わる職員にも製剤の特性を熟知してもらう必要があります。また知識のみならず，実際に搬送する用具や方法・経路についても手順を作成しておくことが必要です。

1 搬送する用具

1) シリンジ，密閉袋[1, 2]

抗がん薬をシリンジに充填して搬送する場合，注射針をつけたままにすると針が外れ，漏出する可能性があるので，調製はルアーロックタイプのシリンジを使用し，ルアーロックキャップで外れないようにします。

搬送中にシリンジプランジャーに過度の圧力が加わることによる漏出や，プランジャーが抜けてしまうという不測の事態に対して，シリンジを1つのチャック付きポリ袋で密閉します。

輸液バッグに輸液ラインを装着した状態での搬送も同様で，輸液ラインのスパイクが輸液バッグから抜け，漏出・曝露につながる可能性を想定して，1薬剤につき1つのチャック付きポリ袋で密閉が基本です。

2) 搬送容器，ラベリング[2, 3]

搬送中の過度の衝撃から守るため，緩衝材となる発砲スチロールなどの適切な箱にチャック付きポリ袋に入った薬剤を入れて，カートに乗せて運びます。

容器内での漏出に備えて，吸収性のある素材を内張りしておくことがよいでしょう。

曝露時に特別な処理が必要であることを取り扱い者に知らせるため，抗がん薬の入った箱にはラベルを貼ります。

ラベリングに加え，通常の搬送容器とは異なる色の容器を使用したり，通常搬送容器の周りに黄色など色付きのビニールテープ等を貼ったりすることにより，視覚的に抗がん薬以外の輸液と区別することも効果的です（図）。

2 搬送する際のPPE[2, 3]

搬送者は曝露の可能性のある薬剤を扱っているので，手袋やマスクの装着が必要です。

112　第3章　Q&A

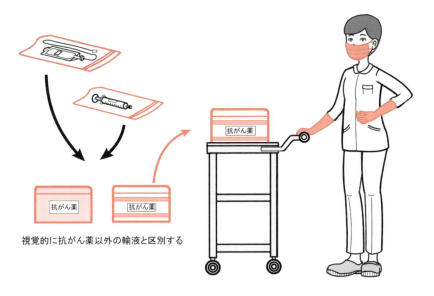

図　搬送時の工夫例

3 搬送経路[2, 3]

　搬送者は搬送途中での不測の衝撃やカート転倒など，曝露からのリスクをできるだけ低減するために迂回せず直接持っていくことが重要です。またエレベーターから降りる際の段差や床の特徴などを事前に把握しておくことも必要となります。

4 職員へのトレーニングやマニュアルの作成

　以上のような搬送時に関わる対策を講じることも必要ですが，実際に搬送用具の使い方や製剤の特性についての勉強会など，定期的な職員へのトレーニングも必要です。また搬送用具や使用方法・搬送経路についてもマニュアルを作成しておくことが必要です。

● 参考文献
1) 日本病院薬剤師会・監：抗悪性腫瘍剤の院内取扱い指針 抗がん薬調製マニュアル第3版．じほう，pp80-81, 2014
2) 日本がん看護学会・監：見てわかるがん薬物療法における曝露対策．医学書院，pp89-91, 2016
3) 日本がん看護学会，他・編：がん薬物療法における曝露対策合同ガイドライン2015年版．金原出版，p56, 2015

（八十島 宏行）

Q11 HDでプライミングせざるを得ないときがあります。どのようなことに注意すべきでしょうか?

A プライミングとは,使用前の輸液ルートを薬液で満たして薬液投与を行える状態にすることをいいます。CSTDが使用できれば,その使い方に従ってプライミングを行えばいいのですが,CSTDが使用できない場合は,HDの漏出が起こるポイントの十分な認識と対策が必要です[1]。①HD投与バッグをメインルートに接続するときにはロック式の接続が可能なものを使用する,次に②ビン針を接続後に,メインルートに接続,メインルートのHD投与バッグをメインルートの輸血バッグより低くもってくることによりプライミングする,「バックプライミング」とよばれる方法を行う,といったことが考えられます。HDの漏出につながる輸液の安全な管理法としてプライミングの概念は重要ですが,曝露リスクを考えればバックプライミングは極力行わないほうがよいでしょう。

1 プライミングとは

プライミングとは,使用前の輸液ルートを薬液で満たして薬液投与を行える状態にすることをいいます。基本的にはHD投与の準備を行う際に,CSTDが使える場合は,その仕様書に沿って,HD投与バッグをメインルートに接続するときのHD飛散やプライミング時のHD漏出を防ぐものを用いればよいでしょう。

2 CSTDが使えない場合

問題なのはCSTDが使えない場合です。HDの漏出が起こるポイントの認識とその対策が必要です。すなわち,①HD投与バッグをメインルートに接続するときにはロック式の接続が可能なものを使用する,②HD投与バッグにビン針を刺す場合は,可能であればHD調製前に使用する輸液バッグでプライミングしておく(図1),③HD調製後にビン針を刺す場合は,ビン針を目の高さ以下で刺した後に,メインルートに接続し,HD投与バッグをメインルートの輸液バッグより低くもってくることにより,HD投与バッグ側の輸液チューブにメインルートの輸液を満たした後,投与すること(バックプライミング,図2)——などを行います。

なおこの際,バックプライミングが不可能な輸液バッグや輸液チューブがあるので注意すること,またバックプライミング時に,エアがHD投与バッグ内に入ることがあるのでゆっくり行うことに留意します。ただし,バックプライミングは曝露リスクが増す可能性があり,極力行わない方針とすべきです。

114　第3章　Q&A

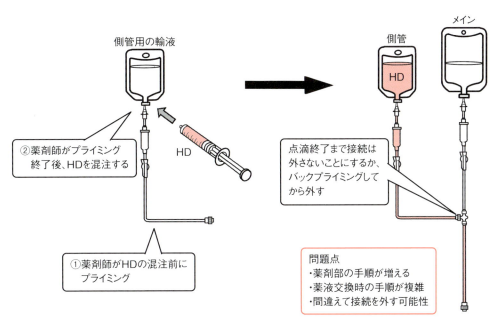

図1　CSTDが使えない場合1（HD以外の薬剤でプライミングを行う）

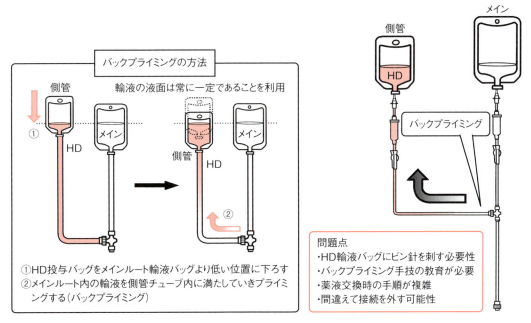

図2　CSTDが使えない場合2（バックプライミングを行う）

HDでプライミングせざるを得ないときがあります。どのようなことに注意すべきでしょうか？　115

3 投与管理の推奨順位

それぞれの施設の状況や背景によって，使用できるデバイスや手技も変わってきます。各施設で可能なHD投与管理を行いますが，可及的に推奨に従うことが重要です。

HDの投与管理として，一般的には下記のような順に推奨されます。

①CSTDを使用する

②CSTDが使えない場合，HD以外の薬剤で投与前にプライミングを行い（図1），投与後にバックプライミングを行う（図2）

それぞれのメリットやデメリット，考えられうるリスクを把握し，最適な方法を検討するべきでしょう。

●参考文献

1) 日本がん看護学会，他・編：がん薬物療法における曝露対策合同ガイドライン2015年版．金原出版，pp58-59，2015

（青儀 健二郎）

Q12 散剤のHDの取り扱いについて教えてください

散剤のHDによる調剤者の曝露および環境汚染を防ぐため，陰圧の専用の調剤室内でクラスⅠのBSCまたは，HEPAフィルターを備えたフードを用いて，適切なPPEを装着して調剤することが推奨されます。

1 剤形によるHDの取り扱い

PTP（press through pack）包装されたHDの錠剤およびカプセル剤の計数調剤を行うなど調剤時にHDの微粒子やエアロゾルが発生しない場合は，BSCやPPEは不要であり，投与時も多くの場合は一重の手袋のみです。しかし，錠剤，カプセル剤をPTPシートから出して調剤する必要があるとき，あるいはHDの散剤を調剤するときは，HDの曝露対策が必要となります。傷のないHDの錠剤またはカプセル剤であっても，表面がHDで覆われている可能性があります。HDの皮膚接触を避け，HDが空気中に飛散しないように取り扱う必要があります。

2 散剤のHDの調剤

散剤のHDの調剤は，隣接する部屋に対して0.02～0.06mmHgの陰圧に設定された専用の調剤室内で外部排気型のクラスⅠのBSCまたは，パウダーフードのようなHEPAフィルターを備えたキャビネットを用いて，調剤することが推奨されています[1]。陰圧室の天井，壁，床，付帯設備，棚，カウンターおよびBSCの表面は，平らで，不浸透性で，裂け目や割れ目がなく，剥がれ落ちがないものが推奨されます。

3 散剤のHD調剤時のPPE

経口および外用HDを調剤および投与する際のPPEを**表**に示します[2]。散剤のHDを調剤する際のPPEは，前述したBSCやパウダーフードを用いることができない場合は，ASTM試験済み手袋を二重に，また背開きのガウンを着用し，調剤する必要があります[2]。また，散剤HDの投与の場面では，二重手袋と背開きのガウンの着用は推奨されていますが，フェイスシールドや呼吸保護具については，HDが飛散したりHDの吸入の可能性がある場合に使用するとなっています。

マスクについては，エアロゾルおよび微粒子に対するサージカルマスクとN95マスクのフィルター効果を検証した研究があり，粒子径＞100nmの微粒子をN95マスクが99％以上防ぐのに対

散剤のHDの取り扱いについて教えてください　117

表 HDの取り扱い作業に必要なPPE N/A：該当せず

製剤	業務	二重手袋	防護ガウン	眼／顔の防御	呼吸器保護	換気装置
すべての HD	受領, 開封, 貯蔵, 運搬	不要（スピル発生時以外一重手袋でよい）	スピルや液漏れがあった場合のみ必要	不要	スピルや液漏れがあった場合のみ必要	不要
無傷の錠剤やカプセル剤	unit-dose packageからの投与	不要（一重手袋でよい）	不要	不要	不要	N/A
錠剤, カプセル剤	PTPシートに包装された錠剤, カプセル剤	不要	不要	不要	不要	不要
	錠剤を切断, 粉砕, 脱カプセルする場合／コーティングされていない錠剤を扱う場合	必要	必要	不要	BSCなどを使用しない場合は必要	必要
	投与	不要（一重手袋でよい）	不要	嘔吐や上へつばを吐く可能性がある場合は必要	不要	N/A
経口液剤または経管投与	調剤	必要	必要	BSCなどを使用しない場合は必要	BSCなどを使用しない場合は必要	必要
	投与	必要	必要	嘔吐や上へつばを吐く可能性がある場合は必要	不要	N/A
散剤／吸入用の液剤／エアロゾル吸入	調剤	必要	必要	BSCなどを使用しない場合は必要	BSCなどを使用しない場合は必要	必要 BSCまたはアイソレーター（CACI）など
	エアロゾルの投与	必要	必要	必要	必要	該当する場合は必要
	投与	必要	必要	HDが飛散する可能性があるのであれば, 必要	吸入可能性がある場合は必要	N/A

〔NIOSH List of antineoplastic and Other Hazardous Drugs in Heathcare Settings（https://www.cdc.gov/niosh/topics/antineoplastic/pdf/hazardous-drugs-list_2016-161.pdf）より一部改変〕

し，サージカルマスクのフィルター効果は70〜83％であったとの報告があり[3]，サージカルマスクに対するN95マスクの有用性が示されています。このデータからもHDの散剤および吸入剤やエアロゾルを投与する場面または，BSCなどを使用せずに調剤する場面では，N95マスクの使用が推奨されます。

● 参考文献
1) United States Pharmacopeial Convention : USP General Chapter <800> Hazardous Drugs-Handling in Healthcare Settings（http://www.usp.org/sites/default/files/usp/document/our-work/healthcare-quality-safety/general-chapter-800.pdf）
2) Centers for Disease Control and Prevention : NIOSH Alert: Preventing Occupational Exposures to Antineoplastic and Other Hazardous Drugs in Health Care Settings（http://www.cdc.gov/niosh/docs/2004-165/pdfs/2004-165.pdf）
3) Davidson CS, et al : Performance evaluation of selected n95 respirators and surgical masks when challenged with aerosolized endospores and inert particles. J Occup Environ Hyg, 10（9）: 461-467, 2013

（石丸 博雅）

Q13 アンギオ・膀胱内注入などその他の投与方法における注意点について教えてください

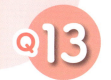
アンギオ・膀胱内注入など特殊な投与方法を用いる場合は，基本的に点滴投与の際に準じた対応をとる必要があります．しかし，環境や業務の都合により，実際には投与直前にベッドサイドや検査室で調製される場合もあります．やむを得ず，十分な曝露対策が実施できない場合は，適切な調製環境を保ち，PPEを装着することが重要となります．

1 各投与方法の特徴

1) アンギオグラフィ

「アンギオ（またはアンジオ）」とは，アンギオグラフィ（アンジオグラフィ）の略であり，日本語では「血管撮影法」や「血管造影法」と訳されます．本来は検査の技術でしたが，最近はこれを応用した治療が非常に盛んになり，カテーテルからの抗がん薬注入が行われています．特に，原発性肝がんの治療においてTACE（肝動脈化学塞栓療法）に応用されています．

「科学的根拠に基づく肝癌診療ガイドライン2013年版」（日本肝臓学会）において，TACE時に使用される抗がん薬に関して，特定の有効な薬剤は定まっていないと記されており，わが国ではアントラサイクリン系抗がん薬や白金製剤が使用されています．

2) 抗がん薬膀注療法

膀胱内注入は膀胱粘膜から血中へ移行しにくい抗がん薬を用いた抗がん薬膀胱内注入（膀注）療法と高用量のBacillus Calmette Guerin（BCG）の生菌を膀胱内に注入するBCG膀注療法に大別されます．

「膀胱癌診療ガイドライン2015年版」（日本泌尿器科学会）において，筋層非浸潤性膀胱がん低リスク群に対しては，TURBT（経尿道的膀胱腫瘍切除術）後の抗がん薬即時膀胱内単回注入が，中リスク群に対しては，抗がん薬即時膀胱内注入および抗がん薬維持注入（術後即時単回注入以後の複数回注入）あるいはBCG膀胱内注入（維持注入を少なくとも1年）が，高リスク群に対しては，BCG膀胱内注入（維持注入を少なくとも1〜3年）がそれぞれのオプションとして推奨されています．

わが国ではマイトマイシンC，ドキソルビシン塩酸塩，ピラルビシン塩酸塩，エピルビシン塩酸塩などがよく使用されています．

3) 経管投与法（簡易懸濁による投与法）

簡易懸濁法とは，錠剤やカプセルを粉砕・開封せず，そのまま温湯に入れ崩壊懸濁させて投与する方法です。この方法を用いることにより，経鼻胃管・胃瘻・腸瘻といったチューブから錠剤などの薬剤を投与することが可能となります。

2 各投与方法時における注意点

1) アンギオグラフィ・抗がん薬膀注療法

アンギオグラフィ・抗がん薬膀注療法等の局所注入においては，実際の投与時にベッドサイドや検査室で調製されるなど，調製時において十分な曝露対策が実施できていないケースもあります。そのため，調製・ケアにあたる医師や看護師にとって曝露のリスクが高くなります。本来はBSC内で調製を実施するべきですが，難しい場合には，十分な曝露対策を講じたうえで調製を行う必要があります。やむを得ず，BSCを使用できない場合においては，①換気装置と流し台があること，②他の薬剤を調製・準備する台から離れていること，③施設内でもなるべく人通りのない場所であること——などを基準に調製・作業場所の選択を行います。調製方法の例を**表1**に示します。曝露対策は投与終了まで常に意識しておくことが必要であり，実際の作業に関係するス

表1　調製方法の例

・抗がん薬の調製・準備区域に危険を警告するラベルを貼り，関係者以外が区域内に入らないようにする
・石けんと流水による手洗いを実施する
・PPEの準備・装着する

防護具	特　徴
ガウン	ディスポーザブル（ポリエチレン製かビニールコーティングされたものであれば，なおよい）
手袋	ニトリル製のパウダーフリータイプで二重手袋が推奨される （厚手のもの：0.0045インチ＝0.1143mm以上）
サージカルマスク	N95規格を満たすものが望ましい （液体防御能を有するフルイドシールドタイプであれば，なおよい）
保護メガネ	防塵用保護メガネやゴーグル，ディスポーザブルの透明プラスチック製シールド
ヘアキャップ	ディスポーザブル

・調製作業台を清拭（精製水・アルコール清拭）する
・作業用シート（吸水性）を敷く
・使用する薬剤および器材を準備し，使用前にアルコール消毒をする

使用器材	特　徴
シリンジ	ディスポーザブルのルアーロックタイプを使用する
注射針	18〜21Gを使用する（シリンジ内が高圧になることを避けるため）
シリンジ用キャップ	ルアーロックチップキャップを使用する
作業用シート	シート表面は吸水性で裏面はプラスチックフィルム製の滅菌ドレープを使用する

・使用後の衛生材料・物品・防護具は，チャック付きポリ袋に入れ，専用の廃棄容器に廃棄する
・作業台を清掃する（精製水・アルコール・オゾン水など）
・終了後，十分な手洗いとうがいをする

（石井範子・編：看護師のための抗がん薬取り扱いマニュアル 暴露を防ぐ基本技術 第2版. ゆう書房, pp39-44, 2013をもとに作成）

タッフにおいては，PPEの装着が重要となります。実際に曝露対策に必要なPPEの一覧を表2に示します。各業務，ケアにおいて必要なPPEを正しく選択することが大切です。実際の投与法の一例を表3に示します。

2）経管投与法（簡易懸濁による投与法）

　経口抗がん薬を経管投与する場合は，簡易懸濁法により溶解して投与します。やむを得ず，錠剤の粉砕やカプセル剤の脱カプセルを行う場合はBSC内で行います。ただし，熱に不安定な種類の抗がん薬など一部の崩壊懸濁化に適さない薬剤については，錠剤を粉砕せざるを得ない場合もあり，その際には薬剤師などと相談して進める必要があります。経管投与法の一例を表4に示します。

表2　曝露対策に必要なPPE　　　　◎：必要　×：通常は不要

剤形		業務	手袋 ◎：二重 ○：一重	ガウン	保護 メガネ	マスク ◎：N95 ○：サージカルマスク
注射剤		調製	◎	○	○	◎[*1]
		投与（静脈，皮下，筋肉内投与，腔内注入）	◎	○	○	◎[*2]
経口薬	錠剤・カプセル	内服介助[*3]	○	×	×	×
		簡易懸濁	○	×	×	×
		経管注入	◎	○	○	○
	散剤	内服介助	◎	○	○	◎[*4]
すべての剤型		運搬	○	×	×	○

業務	手袋 ◎：二重 ○：一重	ガウン	保護 メガネ	マスク ◎：N95 ○：サージカルマスク
リネン類の取り扱い	○	×	×	○
排泄物や吐物，それらで汚染されたリネン類の取り扱い	○	○	○	○
こぼれ（スピル）時の片づけ	◎	○	○	◎

＊1　適切な調製手技を前提に，BSCやアイソレーター，CSTDを使用して行う場合はサージカルマスクを許容できる場合がある

＊2　適切な投与手技を前提に，CSTD投与システムを使用する場合はサージカルマスクを許容できる場合がある

＊3　一重手袋をするか，直接手で触れないように扱う

＊4　やむを得ずサージカルマスクを使用する場合は，吸気による吸引を避けるため，顔に近づけないようにして取り扱う

（日本がん看護学会，他・編：がん薬物療法における曝露対策合同ガイドライン2015年版．金原出版，p45，2015をもとに作成）

表3　アンギオ・膀胱内注入時の実際の投与法

【注入】
①PPE（ガウン，手袋，マスク，ヘアキャップ，保護メガネまたはフェイスシールド）を装着する。
②薬液がカテーテルシリンジや滅菌シリンジにセットされ，筒先キャップが付いていることを確認する。
※やむを得ず，安全キャビネット内で調製ができない場合やシリンジへの薬液の移し替えを行う際は，適切な作業場所を選択する（その際は，表1に従い，調製を実施する。また，改めて調製した場合には新しいPPEを装着する）。
③患者の体の下に吸水性シートを敷く。
④シリンジとポートやカテーテルとの接続部は確実にロックする。
⑤シリンジとチューブの接続部位を滅菌ガーゼで包み，薬液をゆっくり注入する（注入時は，可能なかぎり，シリンジとカテーテルの間にCSTDやルアーロック式のシリンジを用いる）。
⑥終了後，使用した物品等はチャック付きポリ袋に入れてから専用の廃棄容器に入れて廃棄する（腹腔内投与などの場合は，排液用のバッグを用いて滞留液を回収する）。
⑦防護具を外し，石けんなどを用いて流水にて手を洗う。

（石井範子・編：看護師のための抗がん薬取り扱いマニュアル 暴露を防ぐ基本技術 第2版．ゆう書房，pp61-62，2013をもとに作成）

表4　簡易懸濁による経管投与の実際の投与法

【注入準備】
①PPE（ガウン，手袋，マスク，フェイスシールド）を装着する。
②吸水性シートの上で錠剤やカプセルの抗がん薬を注入器（シリンジ等）に入れたうえで，約55℃の温湯を20mL程度吸い上げる。
③注入器に筒先キャップを装着し，撹拌する。
④薬液が溶解するまで10分間以上置いておく。
⑤投与直前に再度撹拌し，溶解したことを確認する。
【注入】
①PPE（ガウン，手袋，マスク，保護メガネまたはフェイスシールド）を装着する。
②投与するチューブの接続部の下に吸水性シートを敷く。
③飛散または漏出させる危険性を低減させるため，注入口と注入器の接続部位を滅菌ガーゼで包み，ゆっくり薬液を注入する（注入時は，周囲への飛散を避けるために抵抗がない状態で実施する。具体的には，薬液の注入前に他の液で開通を確認し，ゆっくり注入する。注入中に抵抗があった場合は，無理に継続せず，再度，開通性を確認する）。
④注入が終了したら，白湯を注入器で吸い上げ，ゆっくり注入する。
⑤すべて注入し終えたら，注入器と注入口の接続を外す。
⑥注入口をガーゼで拭き取る（使用した物品等は，チャック付きポリ袋に入れてから専用の廃棄容器に入れて廃棄する）。
⑦PPEを外し，石けんなどを用いて流水にて手を洗う。

（石井範子・編：看護師のための抗がん薬取り扱いマニュアル 暴露を防ぐ基本技術 第2版．ゆう書房，pp60-61，2013をもとに作成）

●参考文献
1）　日本がん看護学会，他・編：がん薬物療法における暴露対策合同ガイドライン2015年版．金原出版，2015
2）　石井範子・編：看護師のための抗がん薬取り扱いマニュアル 暴露を防ぐ基本技術 第2版．ゆう書房，2013
3）　平井和恵：看護の現場の曝露対策．癌と化学療法，44（7）：558-562，2017
4）　日本肝臓学会・編：科学的根拠に基づく肝癌診療ガイドライン2013年版．金原出版，2013
5）　日本泌尿器科学会・編：膀胱癌診療ガイドライン2015年版．医学図書出版，2015
6）　倉田なおみ，他・編：簡易懸濁法マニュアル．じほう，2017
7）　倉田なおみ・編：内服薬 経管投与ハンドブック第3版．じほう，2015
8）　日本病院薬剤師会・監：抗悪性腫瘍剤の院内取扱い指針 抗がん薬調製マニュアル第3版．じほう，2014

（鈴木 訓史，高田 慎也，玉木 慎也）

Q14 PPEの選び方を教えてください

第3章
Q&A 投与準備・投与

> HDを取り扱うすべての医療従事者は，適切なPPEの装着が必要であり，材質や形状などに留意して選択することが重要です。また，PPEの選択は米国薬局方の800章「Hazardous Drugs-Handling in Healthcare Settings」（以下，USP800）とONSによる「Safe Handling of Hazardous Drugs Third edition」（以下，ONS），さらにわが国の「がん薬物療法における曝露対策合同ガイドライン」（以下，合同ガイドライン），またそれらに準ずる各種専門書を参考にし，それに記載されているものを選択し適正使用すべきでしょう。

1 USP800，ONS，合同ガイドラインの記載

USP800[1]とONS[2]，さらにわが国の合同ガイドライン[3]には，適切なPPEやCSTDの使用により，抗がん薬による曝露軽減がなされることのみならず，調製時や投与時，廃棄から患者排泄物などを含んだ総合的な対策などが示されており，HD取り扱い時には，これらに則した運用を行うことが求められます。

USP800では，HDに携わる作業者をHDによるエアロゾルおよび残留物から保護するため，「受領」，「保管」，「運搬」，「調製」，「投与」，「不活性化／除染，洗浄および消毒」，「スピルコントロール」，「廃棄物処理」などHDの取り扱いの際には，適切なPPEを着用するべきであると記載されています。

ONSでは，PPEの使用は医療従事者のHD曝露を防止するための最も効果的な方法のひとつであるとしています。そして，PPEの使用拡大によって医療従事者のHD曝露が減少したと報告しています。

合同ガイドラインでもHDを取り扱うすべての職員には，PPEの装着が必要であるとされています（CSTDを使用している場合であってもPPEの装着は必要）。USP800では「シューズカバー」を使用すること，保護ガウンについては「HDの透過性耐性が証明されているガウン」を使用することとされており，合同ガイドラインと比較するとUSP800のほうがやや厳しい基準となっています。

1）手袋

USP800において，手袋はASTMの基準に適合しているもの，パウダーフリーのもの，無菌性のものを選択し，使用時には30分ごとに交換し汚染や破損が確認された場合は直ちに交換すること，手袋をとった後は石けんと流水で手を洗うこととしています。合同ガイドラインの記載もほぼ同様です。

ONSでは，HDを取り扱うすべての作業で，ASTM基準に適合した手袋を着用しなければなら

PPEの選び方を教えてください　123

ないと記載しています。また，手袋の厚さ，種類，着用時間は，HDを取り扱ううえで重要な要素であるとしています。

2）ガウン

USP800ではHDの透過耐性が証明されているもの，使い捨て式，開閉具が背中にあるもの，長袖で絞りのある伸縮式または密着式のカフスを備えたものであることとされています。ポリエチレンコーティングされたラミネート素材製のほうが，非コーティング素材製よりも保護性に優れているとされています。

ONSでは，HD曝露から医療従事者を守るためには，ガウンは使い捨てで，HDの浸透に耐えるものでなければならないとし，ポリエチレンなどの薄層素材でコーティングされたガウンは，コーティングされていないものよりも高い防護性があるとしています。また，ガウンは前閉じ（後ろ開き），長袖，袖口が伸縮性素材またはニット製のものを推奨しています。ガウンの着用時間については，製造者の情報に基づき交換します。製造者からの情報がない場合は，2〜3時間ごとに交換し，HDで汚染された場合は直ちに交換します。また，取り扱い業務終了後やHD取り扱い区域から離れるときは脱衣して廃棄し，再使用はできません。

合同ガイドラインでは，低浸透性繊維（ポリエチレンでコーティングされた，ポリプロピレン素材，ポリエチレン製またはポリビニル製）と記載されています。

3）眼および顔面の保護

HDに触れる危険性がある場合，USP800ではゴーグルを併用したフェイスシールドを装着することで，眼および顔面への飛散に対する十分な保護が得られるとされています。

ONSでは，眼・口・鼻に液体がはねるような状況下（例：HDの膀胱内注入など）では，プラスチック製フェイスシールドを着用すべきとしています。ゴーグルは眼の保護はできますが，顔面を保護することはできないとしています。

合同ガイドラインにおいても，HDが眼に触れる危険性がある場合，必ず保護メガネ（ゴーグル）を装着し，顔面全体の保護が必要な場合はフェイスシールドを装着することとされています。

4）呼吸の保護

USP800では，サージカルマスクでは薬剤曝露からの保護はできず，N95マスクは，飛び散った粒子からの保護はできるが，ガスからの保護はできないため，フルフェイス型ケミカルカートリッジ式呼吸用保護具または電動空気清浄機能付き呼吸用保護マスクを着用することとされています。

ONSでは，HDの投与時やスピルの清掃時など，エアロゾル化したHDの吸入の可能性がある場合は呼吸器保護が必要であるとしています。その際，サージカルマスクは，エアロゾルから呼吸器を守ることができないために使用できません。呼吸器保護を必要とする業務を行う際は，十分な保護力があるとされるN95マスク，またはそれ以上の保護機能を有したマスクを使用します。しかし，これらのマスクを用いても，ガスや蒸気は遮断できないため，ガスや蒸発したHDに曝露する可能性がある場合は，さらに高性能で顔面を完全に覆うことができるケミカルカートリッジマスクが必要であると記載されています。

合同ガイドラインでは，HD取り扱い時に使用するマスクは，フィッティング試験済みのN95またはそれ以上の性能をもつマスクを使用することとされています。ただし，BSCやアイソレーター，CSTDを使用して調製を行う場合，サージカルマスクが許容されるとも記載されています。

5）その他のPPE

　USP800では，シューズカバーの着用は必須とされています。なお合同ガイドラインでは，無菌性を保つ目的と汚染のもち出しを防ぐ目的で，髪の毛を覆うフードやひげを覆うカバーなどを使用することが記載されています。

2 PPEの重要性

　前提として，HDを取り扱うすべての医療従事者（HDの包装開封，取りそろえ，調製，運搬，投与，廃棄，スピル，清掃など）には，PPEの装着が必要であり，PPEの使い方と安全な取り扱い方法についての指針などを作成し，それらの指針に従ってトレーニングを行う必要があります[4]。CSTDを使用すれば一部のPPEを簡略化して対応することも可能ではないかなどとの議論はありますが，HDがBSCやCSTDを使用して調製，投与準備された場合でも，HD汚染は確認されていることからもPPEの着用は必要です[5]。PPEはガウン，キャップ，手袋（二重），保護メガネ（ゴーグルなど），マスクを装着し（図），それぞれの選択の際には材質や性状などに留意します。ガウン着用の目的はHDによる曝露防止であり，HD調製・調剤時，飛散や付着の可能性がある投与時，スピル処理時は着用する必要があります[3]。

　基本的な曝露防止対策を実施するためには，ヒエラルキーコントロールといった職業曝露の危険性を最小限にするためのリスクマネジメント概念を活用することが有用です。7ページの図のように，上層は下層よりも効果的であることが示されており，効果的な対策を決定する方針として有用です。実臨床では，このヒエラルキーコントロールの概念に基づいてガウンのみならず，

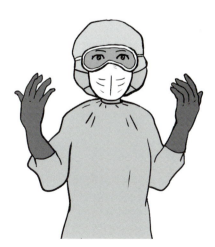

図　PPE一式を装着した状態（調製時）

そのほかのPPEも適正に装着し，HDと医療従事者を一時的に隔てることが肝要です。

　実臨床では，予期せずに生じたスピルなどからHDに曝露する危険性がはらむかぎりは安直にガウンやグローブなどを省略せず，HDの取り扱いの各場面においては，前述してきたPPEをひとつも欠かすことなく，適切に選択し，適切な方法で装着して，HD曝露リスクを低減させることが重要です。

●参考文献

1) United States Pharmacopeial Convention : 〈800〉 Hazardous Drugs-Handling in Healthcare Settings (http://www.usp.org/sites/default/files/usp/document/our-work/healthcare-quality-safety/general-chapter-800.pdf)
2) Polovich M, Olsen MM : Safe Handling of Hazardous Drugs (Third edition). Oncology Nursing Society, 2017
3) 日本がん看護学会，他・編：がん薬物療法における曝露対策合同ガイドライン2015年版．金原出版，2015
4) U.S. Department of Health and Human : NIOSH Alert : preventing occupational exposures to antineoplastic and other hazardous drugs in health care settings, 2004
5) Yoshida J, et al : Use of a Closed System Device to Reduce Occupational Contamination and Exposure to Antineoplastic Drugs in the Hospital Work Environment. Ann Occup Hyg, 53 (2) : 153-160, 2009

（小川 千晶，矢田部 恵，新島 大輔）

Q15 CSTDを使えばPPEを省略できますか？

A CSTDを使用することで，HDを調製または投与する医療従事者の職業曝露を減少させることができます。しかし，調製時にCSTDを正しく使用してもHDの汚染を完全に防止することは困難であり，またHDはバイアル表面や外箱などの外装に付着していることが知られています。そのため，CSTDを使用する場合でも，HDの調製や投与管理の際には，PPEを省略せずに，着用することが推奨されます。

1 CSTDについて

　CSTDは，外部の汚染物質である異物や微生物のシステム内への混入を防ぐとともに，液状あるいは気化，エアロゾル化したHDをシステム外に漏出させない構造を有しているものをいい，医療従事者の職業曝露を防ぐためにHDの調製や投与時に使用します（97ページ，Q4参照）。HDの調製時に使用するCSTDは，差圧調節の機能の面から，大きく分けてフィルター式と機械式の2種類があります。HD調製時，圧力をかけた際に，フィルター式は圧がベントフィルターを通じて外に放出されるのに対し，機械式は圧がバルーンの中に集約されます（図）。これらの差圧調節の機能については，気化したHDがベントフィルターを通過し，外に拡散する恐れがあるとした報告があり[1]，「がん薬物療法における曝露対策合同ガイドライン2015年版」（合同ガイドライン）においては機械式が優れているとされています。

　米国薬局方の800章（USP800）では，CSTDは，BSCの代用として使用してはならないこと，HD調製時はCSTDが使用可能な剤形では使用したほうがよいこと，HD投与時はCSTDが使用可能な場合は使用しなければならないこととされています。

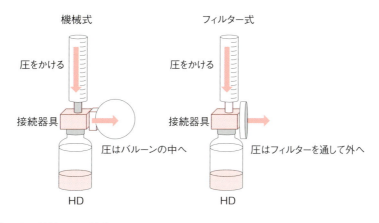

図　調製時に使用する接続器具（例）
（日本がん看護学会，他・編：がん薬物療法における曝露対策合同ガイドライン2015年版．金原出版，p39，2015より引用）

わが国では，2014年5月に厚生労働省労働基準局安全衛生部化学物質対策課長通知（基安化発0529第1号）が発出され[2]，BSCの設置をはじめ，CSTDの活用，ガウンテクニックの徹底，作業手順の策定，曝露した際の対処方法の策定などの推進が始まりました。合同ガイドラインにおいて，HD調製時にBSC内でCSTDを用いることによりHDの汚染を軽減できること，HD投与時はCSTDをできるかぎり使用することとされています。また2016年度診療報酬改定では，抗がん薬を注射する一部患者に対して算定できる「無菌製剤処理料1」の対象が拡大され，CSTDを使用した場合に180点が算定できるようになりました。このような背景から，医療現場においてCSTDの使用が増加しています。

2 CSTDによる職業曝露の減少について

Sessink PJらは，CPA，IFM，5-FUの標準的な調製方法に比べ，CSTDとしてPhaSeal™を使用した場合に，すべての薬剤において，有意差をもって汚染量の減少が確認されたことを報告しています[3]。PhaSeal™以外のCSTDでは，佐藤らがケモセーフ®を使用した前後のCPAの汚染量を測定し，BSC内部およびその床面，作業台の汚染量が減少したとしています[4]。調製者への直接的な影響を検証した報告では，YoshidaらがCPAのCSTDを使用しない調製方法に比べ，CSTDを使用した場合に汚染量の減少が認められたことに加え，調製した6人の薬剤師の尿中CPA量がCSTDを使用しない調製方法では検出下限～170ng/日の範囲であったので対し，CSTDを使用した調製方法では検出下限～15ng/日の範囲へ減少したとしています[5]。このように，CSTDの使用による職業曝露の減少がいくつか報告されていますが，HDの調製室内への汚染や調製者への曝露はゼロにはならないことを念頭に，CSTDを使用したとしてもPPEを省略せずに着用することが推奨されます。

3 HDの外装における汚染について

HDの外装にHDが付着していたいくつかの報告があります。前田らは，CPAのバイアル表面接触後の手袋の汚染について検討を行い，バイアル表面接触後の手袋10検体中，2検体において，CPAが検出され，検出量は最大で2.1ngと報告しています[6]。また吉田らは，HDのバイアル表面の付着について調査した結果，多検体におけるバイアル表面の汚染と製品によって汚染の傾向が異なっていたことを報告しています[7]。このようにHDの製造過程において，すでにHDの外装が汚染されていることが明らかになっています。HDの外装汚染による人への直接的な影響に関する報告はありませんが，CSTDを調製に使用したとしても，調製以外の要因による曝露を防ぐために適切なPPEを着用し曝露防止策を講じる必要があります。

●参考文献

1) Jorgenson JA, et al : Contamination comparison of transfer devices intended for handling hazardous drugs, Hospital Pharmacy, 43（9），718-722, 2008
2) 厚生労働省：発がん性等を有する化学物質を含有する抗がん剤等に対するばく露防止対策について（基安化発0529第1号），平成26年5月29日
3) Sessink PJ, et al : Reduction in surface contamination with antineoplastic drugs in 22 hospital

pharmacies in the US following implementation of a closed-system drug transfer device. J Oncol Pharm Pract, 17（1）: 39-48, 2011

4）佐藤淳也, 他：抗がん剤調製に使用する閉鎖式調製器具「ケモセーフ®」の有用性評価. 日病薬誌, 48（4）: 441-444, 2012

5）Yoshida J, et al : Use of a closed system device to reduce occupational contamination and exposure to antineoplastic drugs in the hospital work environment. Ann Occup Hyg, 53（2）: 153-160, 2009

6）前田章光, 他：シクロホスファミド調製時におけるシリンジプランジャー汚染の検証. 医療薬学, 41（10）: 701-704, 2015

7）吉田昭昌, 他：抗がん薬のバイアル表面汚染に関する検討—製薬会社に対するアンケート調査結果も踏まえて. 医療薬学, 41（3）: 163-172, 2015

（新島 大輔, 矢田部 恵, 小川 千晶）

Q16 ガウンの使い回し・脱ぎ着の タイミングについて教えてください

A ガウンは使い捨てのものでなければならず使い回しは禁止です。タイミングとしては，投与時は患者ごとに交換するのが適切かもしれませんが，明らかな汚染がなければ，調製・投与時ともにHD取り扱いの業務から離れる場合にガウンを脱ぎ破棄することが推奨されます。一度脱いだガウンを吊るして再利用することは，汚染が拡大する危険があるため行いません。

1 ガウンについてのガイドライン等による説明

ガウンについて各種ガイドライン等でどのように説明され，定義づけられているかを下記に紹介します。

▶USP800

ガウンが必要な場合，それらは使い捨て式でなければならない。

ガウンの透過性に関する製造者の情報に基づいて交換しなければならない。使用するガウンの透過性に関する情報が得られない場合は，2〜3時間ごと，または流出や飛散の発生後直ちに交換すること。

HDの汚染拡大および他の医療従事者の曝露を避けるため，HDを取り扱う区域で着用するガウンは他の区域では着用してはならない。

▶がん薬物療法における曝露対策合同ガイドライン2015年版

HDを使用する際に着用するガウンは，使い捨てである。

▶見てわかるがん薬物療法における曝露対策

一度脱いだガウンを吊るして再着用することは，汚染を拡大する危険があるため行ってはならない。

● 参考文献
1） United States Pharmacopeial Convention : <800> Hazardous Drugs-Handling in Healthcare Settings （http://www.usp.org/sites/default/files/usp/document/our-work/healthcare-quality-safety/general-chapter-800.pdf）
2） 日本がん看護学会，他・編：がん薬物療法における曝露対策合同ガイドライン2015年版．金原出版，p43，2015
3） 日本がん看護学会・監：見てわかるがん薬物療法における曝露対策．医学書院，pp66-67，2016

（後藤 麻美子）

130 第3章 Q&A

Q17 PPEの装着方法・脱ぎ方について教えてください

> **A** PPEの着脱に関してはガイドラインで述べられているものはなく，各施設の設備状況に応じて検討する必要があると考えます。今回は，保護（プロテクター）目的としてのPPEであること，そして抗がん薬汚染エリアとの区域分け（ゾーニング）をして着脱の流れを説明します。

1 着用の仕方

1 手洗いをする

2 ゾーニングエリアでシューズカバーを着用する

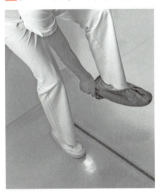 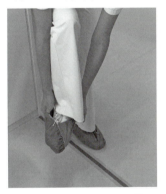 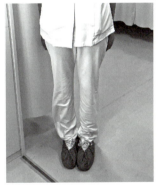

※HDを調製する際は，もう一組の靴カバーを無菌調製室に入る前に着用し，無菌調製室を出る際に取り外す。

3 手指消毒後，1枚目の手袋を着用する

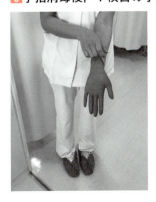 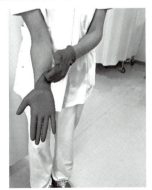

4 ガウンを着用する

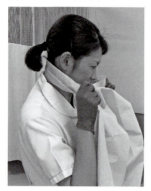 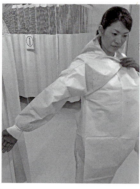 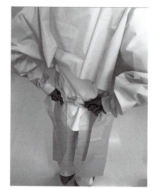

首から膝，腕から手首，背部までしっかり覆い，腰のひもを結ぶ（首ひもがあるガウンは，首ひもを結ぶ）。親指フックタイプはこの時点で親指をフックに引っ掛ける。

5 マスクを着用する（サージカルマスク）

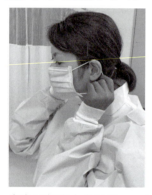 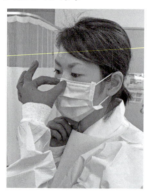

鼻あて部を小鼻にフィットさせ，口と鼻，顎までをしっかりと覆う。

6 保護メガネ（ゴーグル／フェイスシールド）を着用する

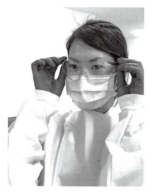

⁷ 2枚目の手袋を着用する

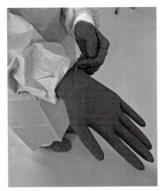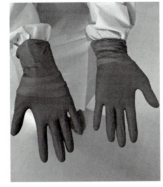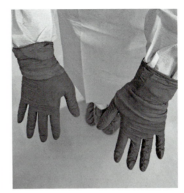

ガウン袖を被うように装着する。

❷ 脱ぎ方

PPEを外す際は，表面がHDで汚染しているという前提で，表面が直接皮膚に接しないよう中表にして外します。

¹ 外側の手袋を外す

抗がん薬が手袋に付着している可能性があるため，汚染を拡大させないように外側手袋を一番初めに外す。

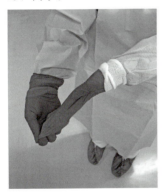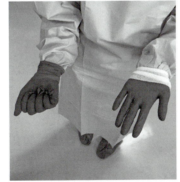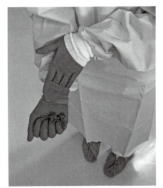

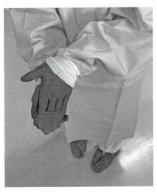

手袋の外側をつまんで中表にして外し，片側の手で外した手袋を握っておく。手袋を脱いだ手の

指先をもう一方の手首と手袋の隙間に滑り込ませ，そのまま裏返すようにして脱ぐ．2枚の手袋をひとかたまりにして，チャック付きポリ袋に廃棄する．

2 保護メガネ（ゴーグル/フェイスシールド）を外す

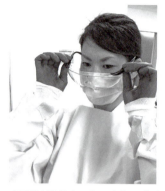

表面は汚染しているものとし，ゴムひもやフレーム部分をつまんで外す．

3 ガウンを脱ぐ

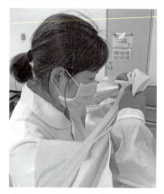 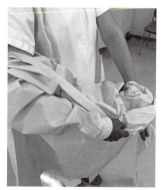 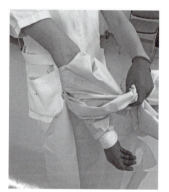

親指フックタイプは，親指を外す．腰ひもをほどき，ガウンの表面に触れないようにして中表にして脱ぎ，小さくまとめる．

4 マスクを外す

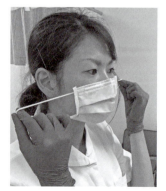

マスクの表面に触れないようにゴムひもをつまんで外す．

5 靴カバーを外す

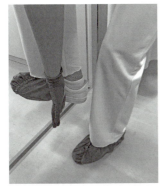 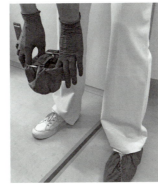 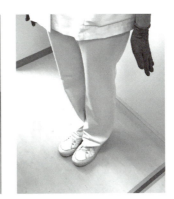

中表になるように裏返しながら外す。

6 内側の手袋を外す

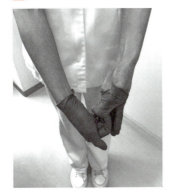 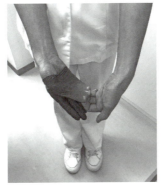

7 廃棄

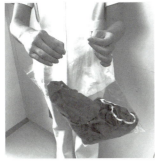 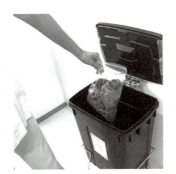

外したPPEをチャック付きポリ袋に入れ口を閉じて密封し，専用の廃棄物容器に廃棄する。

8 手洗い
流水と石けんで手洗いする。

③ 二重手袋の意義についての各種ガイドライン等による説明

　二重手袋について各種ガイドライン等でどのように説明され，定義づけられているかを以下に紹介します。

▶USP800
・化学療法用手袋が必要な場合，それらは米国材料試験協会（ASTM）のD6978基準（またはその後継基準）に適合したものでなければならないことが記載されているが，二重手袋に関する記載は見当たらなかった。

▶がん薬物療法における曝露対策合同ガイドライン2015年版
・手袋は二重に着用し，内側の手袋は，ガウンの袖の内側に入れ，外側の手袋はガウンの袖を覆うようにして装着する。
・二重手袋は，HDに触れる危険性がある場面で必ず装着する。

▶ONS
・HDに関わるすべての業務に関して手袋の二重着用が推奨される。

▶NIOSH
・内服薬，経腸用液剤，外用薬，バイアルを使用した皮下，筋肉注射・静脈内注射，灌流液，吸入などの予薬時には二重手袋を装着する。

④ シューズカバーについての各種ガイドライン等による説明

▶USP800
・無菌・非無菌HDを調製する際には，ガウン，頭部・頭髪・シューズカバーおよび化学療法用手袋一組が必要である。抗腫瘍性HDを投与するには化学療法用手袋一組が必要である。
・HDを調製する際は，もう一組のシューズカバーをC-SEC*に入る前に着用し，C-SECから出る際に取り外さなければならない。HDの汚染拡大およびほかの医療従事者の曝露を避けるため，HDを取り扱う区域で着用するシューズカバーはほかの区域では着用してはならない。

＊C-SEC…二次封じ込めエンジニアリングコントロール：固定壁を備え，C-PECが配置されている部屋。

▶がん薬物療法における曝露対策合同ガイドライン2015年版
・シューズカバーに関する記載は見当たらない。

▶見てわかる がん薬物療法における曝露対策
・シューズカバーは，こぼれ処理時に着用するとの記載があった。

　なおシューズカバーの必要性，着脱の順番については，HD汚染の程度・場面によって変わってくる可能性があり，施設ごとの対応の仕方についての検討を要する。

136　第3章　Q&A

●参考文献

1）United States Pharmacopeial Convention : <800> Hazardous Drugs-Handling in Healthcare Settings （http://www.usp.org/sites/default/files/usp/document/our-work/healthcare-quality-safety/general-chapter-800.pdf）

2）日本がん看護学会, 他・編：がん薬物療法における曝露対策合同ガイドライン2015年版. 金原出版, pp43, 2015

3）Polovich M, Olsen MM : Safe Handling of Hazardous Drugs（Third Edition）. Oncology Nursing Society, 2017

4）Centers for Disease Control and Prevention : NIOSH Alert: Preventing Occupational Exposures to Antineoplastic and Other Hazardous Drugs in Health Care Settings（http://www.cdc.gov/niosh/docs/2004-165/pdfs/2004-165.pdf）

5）がん看護学会・監：見てわかる がん薬物療法における曝露対策. 医学書院, pp66-67, 2016

（後藤 麻美子）

Q18 清掃の仕方について教えてください

A　抗がん薬の調製エリアや投与を行う床・テーブルの上などの周辺環境より，複数の抗がん薬が検出されたことが報告されています[1]。また，抗がん薬による曝露は，吸入や経口摂取，皮膚接触など，さまざまな経路があることが指摘されています[1]が，汚染された表面に触れたことによる皮膚からの吸収が職業曝露の重要な経路です。

すべての抗がん薬を完全に不活化する薬品は報告されていないため，定期的な清掃により，飛散した抗がん薬を除去することが重要となります。

1 薬剤部内の清掃

抗がん薬の調製を行う周辺環境や抗がん薬の調剤・調製時に使用した備品は，水拭きや水洗いによる清掃が基本となります。

BSCの清掃は，キャビネット内の空気を入れ替える必要があるため，一定時間経過した後に行います。使い捨てワイプクロスによる水拭きを基本とし，エタノールによる殺菌消毒は，揮発により抗がん薬を吸入する可能性があるため，抗がん薬を除去した後に行います[2]。

拭き取りは，汚染が拡散しないよう手前から奥の方向か，外側から中心に向かって行います[2]（図）。清掃終了後は，空気の入れ替えを完全に行った後にBSCを停止させます[2]。BSCの保守点検は，定期的に専門業者に依頼し，安全性を確保します。

床面の清掃は，使い捨てワイプクロスによる水拭きを基本とし，汚染がひどい場合には両面界面活性剤による清拭消毒を行います[3]。また，汚染した薬剤の種類により，次亜塩素酸ナトリウムによる清拭を検討します。作業台や監査台などの管理区域も，床面と同様に対応します。

抗がん薬の調剤・調製時に用いるトレイなどの洗浄可能な備品は，使い捨てワイプクロスによる水拭き後に水洗浄し，汚染がひどい場合には両面界面活性剤による洗浄消毒を行います。

一部の抗がん薬の不活化には，次亜塩素酸ナトリウムが有効であり[1]，刺激・腐食作用があるため，使用後はチオ硫酸ナトリウムで中和します。

USP800では，不活化による生成物は表面から取り除かなければならないとしています。すべてのHDを不活化する方法はないため，完全に表面の汚染を取り除くことが最終目標です。

2 化学療法室内の清掃

床や作業台などの環境表面に付着した抗がん薬を100%除去できる「魔法の洗浄剤」は存在しません。次亜塩素酸ナトリウムが最も効果的である，といういくつかの報告がありますが，表面部にダメージを与えるため，使用後にチオ硫酸ナトリウムで中和する必要があります。また次亜塩素酸ナトリウムの臭気は粘膜や呼吸器の刺激作用があり，Queruau Lamerieらは次亜塩素酸

138　第3章　Q&A

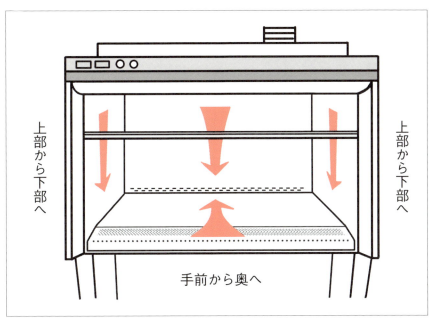

図　BSC内の清掃

ナトリウムとHDが反応した分解物自体が変異原性を持つ可能性があると言及しています。

　抗がん薬投与室内の清掃は，洗浄剤と水で汚染を除去することが基本です。リクライニングチェアなどは，界面活性剤を浸み込ませたワイプでふき取り，その後水拭きします。清掃作業者への曝露を考慮し，できるかぎり使い捨てできる物品を使用するようにします。

●参考文献
1) 日本がん看護学会，他・編：がん薬物療法における曝露対策合同ガイドライン2015年版．金原出版，p27，p35，p70，2015
2) 日本病院薬剤師会・監：抗悪性腫瘍剤の院内取扱い指針 抗がん薬調製マニュアル第3版．じほう，pp69-70，2014
3) 日本病院薬剤師会・監：注射剤・抗がん薬無菌調製ガイドライン．薬事日報社，p26，2009
4) United States Pharmacopeial Convention : USP General Chapter <800> Hazardous Drugs-Handling in Healthcare Settings（http://www.usp.org/sites/default/files/usp/document/our-work/healthcare-quality-safety/general-chapter-800.pdf）
5) Polovich M, Olsen MM : Safe Handling of Hazardous Drugs（Third edition）. Oncology Nursing Society, 2017

（明石 直子，安原 加奈）

Q19 HDの不活化についてどのように考えますか?

A 不活化とは，有害な物質を，化学薬品，熱，紫外線，または他の薬剤で処理して，より危険性の低い物質を生成することです。何らかの処理により，薬剤が化学的に変化した場合，新たにできた化学物質が，もとの薬剤と比較して同等以上の危険性を有する可能性も否定できないため，「不活化」と「他の化学物質に変化すること」は区別して考える必要があります。

すべてのHDを不活化する薬剤はないため，日常的な清掃では完全に除染・洗浄することが重要です。

1 不活化の考え方

不活化とは，有害な薬剤を他の化学薬品，熱，紫外線，または他の薬剤で処理して，より危険性の低い薬剤を生成することであり，化学的に「ある物質」を「別の物質」に変化させる，という作用が働きます。変化した後は元の物質ではなくなりますが，新しく生成された化合物が元の物質よりも危険性が少ないというためには，改めて新化合物の危険性を調査する必要があります。

次亜塩素酸ナトリウムは，いくつかの抗がん薬を不活化させるという報告がありますが，使用が可能な薬剤は少なく，使用後に中和させないとステンレスを腐食させるなど，環境への影響が強い薬品です。すべてのHDを安全に不活化できる薬剤・方法は，現状ではありません。

2 不活化は必要か

HDを不活化できる方法について，エビデンスがある場合は不活化をすると安全性が高まると考えられます。しかし，日常臨床の場面では環境がどの薬剤に汚染されているかを日々詳しく知ることはできません。そこで，ONSガイドラインでは現実的な清掃の手段として，除染，洗浄，無菌環境のための消毒を行うことを推奨しています。

USP800では，清掃を「不活化」「除染」「洗浄・清掃」「無菌操作のための消毒」の4段階で考えています。BSCなど汚染が多いと考えられる場所では日常清掃に加えて，汚染量を減らすために1カ月に1回以上，不活化し，除染し，洗浄して消毒を行うように要求しています。また，不活化による生成物は環境表面から取り除かなければならないとしており，すべてのHDを不活化する方法はないため，最終的な目標は完全に表面の汚染を取り除くことである，としています。

140 第3章 Q&A

●参考文献
1) Occupational Safety and Health Administration : Controlling Occupational Exposure to Hazardous Drugs(https://www.osha.gov/SLTC/hazardousdrugs/controlling_occex_hazardousdrugs.html)
2) United States Pharmacopeial Convention : USP General Chapter <800> Hazardous Drugs-Handling in Healthcare Settings(http://www.usp.org/sites/default/files/usp/document/our-work/healthcare-quality-safety/general-chapter-800.pdf)
3) Polovich M, Olsen MM : Safe Handling of Hazardous Drugs (Third Edition). Oncology Nursing Society, 2017

（岩本 寿美代）

Q20 スピルキットとは何ですか？

スピルキットとは，抗がん薬の飛散や漏出などの汚染発生時，HDの汚染拡大を防止し，処理作業者の曝露を抑えるための処理用具をまとめたキットのことです。

1 スピルキットとは

　HDを取り扱う施設では，汚染がないように適切に扱う手技や知識，組織での対策を行うことが重要です。しかし，万が一HDによる汚染が起こった場合にも適切に対処および処理を行う必要があります。そのためには，HDを取り扱う医療従事者はスピル管理とスピルキットの使用方法について適切な訓練を受けることも重要です。本項では，スピルキットの標準キット内容や使用手順，教育について解説します[1-4]。

　スピルキットを設置する目的は，HD，主に抗がん薬が漏出したりして汚染したときに，迅速かつ的確に汚染拡大を防止することです。汚染場面に教育や経験のある医療従事者がいても，処理する材料や薬品が近くにそろっていなければ，HDの汚染拡大を迅速に防ぐことが難しい場合もあります。そのため，あらかじめ処理に必要な材料や薬品を含めた材料をキット化して，汚染の生じやすいエリアに設置しておく必要があります。さらに，いつでもスピルキットがどこにあるかわかるようにラベルなど目印を貼っておくことが重要です。HDの汚染が生じやすいのは，抗がん薬を調製したり準備を行うエリアや，抗がん薬を投与したり，廃棄するエリアになります[4, 5]。

　HDを取り扱う医療従事者はスピルキットの内容についても理解し，どのような場面で使用すべきか教育と訓練を受けるべきです。

　スピルキットに必要な材料や物品について以下に示します[3]。

①マスク（N-95）
　※空気中の粉末またはエアロゾルが発生している可能性も考慮してN-95などが望ましい。
②手袋2組（外側／内側用）
　※外側手袋は調製時などと同じように，抗がん薬耐性試験済み，またはASTM規格に準拠しているものが推奨される。
③フェイスシールド（もしくは保護メガネ）
④ヘアキャップ
⑤シューズカバー
⑥ガウン
⑦吸水性シート
　※1,000mL程度吸水できる枚数が望ましい[4]。
⑧ガラス破片の清掃用具（ほうきやちりとり，ピンセットなど）

表1　抗がん薬を不活化する薬品と対処となる抗がん薬

抗がん薬除去薬品	抗がん薬一般名
0.3M水酸化ナトリウム	パクリタキセル ドセタキセル水和物
2〜6%次亜塩素酸ナトリウム	テガフール アムルビシン塩酸塩 ビノレルビン酒石酸塩 フルオロウラシル
1%チオ硫酸ナトリウム	シスプラチン
0.3M水酸化ナトリウム または 2〜6%次亜塩素酸ナトリウム	アクラルビシン塩酸塩 ドキソルビシン塩酸塩 イダルビシン塩酸塩 ラニムスチン ダウノルビシン塩酸塩 ダカルバジン ピラルビシン塩酸塩 ノギテカン塩酸塩 エピルビシン塩酸塩 フルダラビンリン酸エステル エトポシド マイトマイシンC L-アスパラギナーゼ

⑨HD廃棄物処理袋2〜3枚

⑩耐貫通性容器

⑪警告標識

⑫洗浄用の洗剤，水，拭き取り用タオルなど

⑬HDの不活化（アルカリ処理）をする薬液（2.5%次亜塩素酸ナトリウム溶液，チオ硫酸ナトリウム，0.3%水酸化ナトリウム溶液）およびそれらを染み込ませるワイプ

※不活化される薬剤は一部であるため，まずは界面活性剤と水拭きにて拭き取り作業および清掃作業を行う。その後アルコールで無菌調製環境を保ち，必要時は不活化薬を用いる。不活化（アルカリ処理）する薬液と不活化されるHDについては表1を参照し，不活化可能な場合は対応する薬品を使用して不活化処理を行う。

スピルキットには，キット化され販売されている製品もあります（表2）[8, 9]。最近では，キットの内容をより簡素化した簡易キットも多数販売されています。内容が簡素化されているため規模の大きな汚染時の対応などは不十分な場合も想定されますが，コストは抑えられているという特徴があります（表3）[9, 10]。

② スピルキットの使用手順

次に，HDが漏出したときの作業手順について解説します。HD汚染リスクの可能性のあるすべての医療従事者は十分に訓練されている必要があります。HDの毒性はさまざまであるため，曝露量を明確にすることは曝露の評価には有用ではありません。漏出による汚染の規模によって除去を実施する処理方法と管理方法が重要です[4, 6]。以下にHDが漏出，汚染したときの処理方法を示します[1, 7]。

スピルキットとは何ですか？　143

表2　キット化され販売されているスピルキットの例

商品名	ケモセーフティ　スピルキット	抗悪性調製用スピルキット　BI-4004
販売	日本コヴィディエン株式会社 日科ミクロン株式会社	株式会社 日本医化器械製作所
商品画像		
内容	ケモブロックPPガウン　　1枚 ケモプラスグローブ　　1双 N-95マスク　　1個 廃棄バッグ（76L）　　2枚 保護メガネ　　1個 吸水シート　　3枚 吸水パッド　　2枚 靴カバー　　1組 警告サインカード　　1枚 ちりとり（スクレイパー付）　　1組 結紮バンド　　2本 ※ASTM規格準拠 写真提供：日本コヴィディエン株式会社	青色保護グローブ（内側）　　1双 緑色保護グローブ（外側）　　1双 保護ガウン　　1枚 靴カバー　　1組 保護マスク（FFP-3 respirator face mask BLS 860）　　1個 安全ゴーグル　　1個 薬品吸収パッド　　1枚 化繊雑布　　6枚 透明廃棄袋　　1枚 白色廃棄袋　　1枚 袋用結束バンド　　2本 マーカーペン　　1本 ※ASTM規格準拠

表3　キット化され販売されている簡易型スピルキットの例

商品名	竹虎ケモセット（スタンダード）	簡易保護キット　CSK-1000IVH
販売	株式会社 竹虎	株式会社 日本医化器械製作所
商品画像		
内容	シールド付マスク　　1枚 キャップ　　1枚 防水性シューズカバー　　2枚 吸水／防水マット（45cm×60cm）　　1枚 廃棄物袋（34cm×48cm）　　1枚 防水性アイソレーションガウン　　1枚	ガウン　　1枚 グローブ　　2双 アイシールドマスク　　1枚 キャップ　　1枚 シューズカバー　　1組 吸水シート（最大吸水量120g）　　1枚 吸水紙　　10枚 バイオハザード袋（チャック付）　　1枚 ※ASTM規格準拠

①HD汚染発見時

汚染の規模と範囲を評価しスピルキットの搬送を要請する。汚染規模の大きな場合は応援を要請する。

※汚染および漏出した液量が多い場合や，1バイアルおよび1アンプル以上の液量を超えた場合が，スピルキットを使用する基準となる。

②PPE装備

内側用の手袋，ガウン，マスク，フェイスシールド，ヘアキャップを装着する。次に外側の手袋をガウンの袖口を覆うように装着し，最後にシューズカバーを装着する。

③評価した汚染範囲の確認と汚染範囲へ侵入禁止の警告表示

汚染範囲が確定したら，周辺に他の医療従事者や患者などが侵入しないよう警告表示を行う。

④拭き取り作業

まずは，スピルキットの中の吸水シートを使用し，こぼれた抗がん薬を広がらないように吸収し流出を封じ込める。周囲への汚染拡大を防ぐために，周囲をガーゼやタオルなどで覆って必要時は拭き取りを行う。使用した吸水シートやガーゼ，タオルなどは廃棄処理バッグへ廃棄する。壊れたガラス片がある場合は，慎重に取り除き，耐貫通性のある容器に廃棄する。

⑤処理作業

抗がん薬に汚染された範囲には，2～6%次亜塩素酸ナトリウム，2%チオ硫酸ナトリウム，0.3M水酸化ナトリウムで拭き取り作業を行った後に，中性洗剤と水を用いて数回洗浄する。外側より中心に向かって行うことが望ましい。

⑥PPE取り外し作業および廃棄作業

付着した抗がん薬による汚染を拡大させないために外手袋を一番初めに外す。内手袋を使用してすべてのPPEを取り外し，廃棄処理用の袋に入れる。最後に内手袋も廃棄処理用の袋に入れて処分する。その後石けんと水で徹底的に手洗いを行う。

3 HDに関するトレーニング

HDに関する研修については，ヒエラルキーコントロール（7ページ，図）における組織管理学的コントロールに位置づけられ，問題を意識化させ，曝露を減らすための安全プログラムの根幹となります。

HDが漏出，汚染したときの処理方法については，各施設で漏出および汚染管理のための標準作業手順書（Standard Operating Procedures：SOP）を作成することが望ましいでしょう。SOPに準じて，漏出，汚染に関係する可能性のあるすべての医療従事者はトレーニングする必要があります。トレーニングを行うことによって，より多くの医療従事者がスピルキットの施設場所の把握やスピルキットを使用すべき規模の汚染であるかを判断することができるため各施設でのSOPの作成とトレーニングは重要です。

また，スピルキットの使用の有無に関係なく，スピルが生じた場合は直ちに事故報告を行い，曝露された場所，人数，状況，要因などを記録し，施設長および医療安全管理責任者への報告を行い文書化されるべきです。各施設で施設長および医療安全管理責任者への報告を行うことにより，施設全体で要因の解析と対策について検討を行うことができるため，HD（主に抗がん薬）

スピルキットとは何ですか？ 145

への関わりが少ない医療従事者まで起こったインシデントに対して情報が周知されると考えられます[2,4]。

　施設で対策がなされて起こったことなのか，対策が不十分で起こったことなのかについて十分に議論することは非常に重要であり，HDの取り扱いにおける汚染予防プログラムやスピルキットなどの汚染時の対応トレーニングなどの教育は，医療従事者が安心して職務に従事するためには今後必要不可欠となる可能性があります。

　HDを取り扱う管理者や施設長は，スピルキットの内容を定期的に見直し，使用回数などを把握したうえで使用した要因を解析し，医療従事者へ情報共有する必要があります。使用頻度が多いエリアについては，スピルキットの設置数を増やすなどの対策とエリアに関わる医療従事者の教育とSOPの見直しを行う必要があります。

●参考文献

1) 日本病院薬剤師会・監：抗悪性腫瘍剤の院内取扱い指針 抗がん薬調製マニュアル 第3版. じほう, 2014

2) 日本がん看護学会, 他・編：がん薬物療法における曝露対策合同ガイドライン2015年版. 金原出版, 2015

3) American Society of Hospital Pharmacists：ASHP Technical assistance bulletin on handling cytotoxic and hazardous drugs. Am J Hosp Pharm, 47(5)：1033-1049, 1990

4) United States Pharmacopeial Convention：USP General Chapter <800> Hazardous Drugs-Handling in Healthcare Settings (http://www.usp.org/sites/default/files/usp/document/our-work/healthcare-quality-safety/general-chapter-800.pdf)

5) Yodaiken RE, et al：OSHA Work practice guidelines for personnel dealing with cytotoxic (antineoplastic) drugs. Am J Hosp Pharm, 43(5)：1193-1203, 1986

6) Centers for Disease Control and Prevention：NIOSH List of Antineoplastic and Other Hazardous Drugs in Healthcare Settings, 2016

7) 日本がん看護学会・監：見てわかる がん薬物療法における曝露対策. 医学書院, 2016

8) 日科ミクロン株式会社 (http://www.nikkamicron.co.jp/)

9) 株式会社日本医化器械製作所 (http://www.nihonika.co.jp/)

10) 株式会社竹虎 (http://www.taketora-web.com/)

（井上 裕貴）

Q21 HDの調製や投与に使用した器材は感染性廃棄物となりますか？ どのように捨てればよいでしょうか？

A 感染性医療廃棄物としての取り扱いが必要となります。現在，わが国ではHDの廃棄処理についての特別な法規制は存在しませんが，環境省大臣官房廃棄物・リサイクル対策部「廃棄物処理法に基づく感染性廃棄物処理マニュアル」によれば，HDの調製・投与過程で発生するアンプルやバイアル，注射器や注射針，点滴ルートなどのHD廃棄物は感染性廃棄物と同等の取り扱いをすることになっています[1]。また，「がん薬物療法における曝露対策合同ガイドライン2015年版」では，感染性廃棄物容器をHD専用として使用するとしています[2]。

1 廃棄時の服装

HD廃棄時にもエアゾル吸入，皮膚への付着など職業曝露の可能性があり，曝露予防にはPPEの装着が必要です。手袋，マスク，ゴーグル，ガウン，キャップなど，PPEを正しく装着できるよう日頃からトレーニングをしておくことが大切です。

2 廃棄方法

HD投与済みの点滴ボトルなどはチャック付きポリ袋に入れ，密閉した状態で患者ベッドサイドから持ち帰り，医療用廃棄物容器に廃棄します。点滴が終了し取り外した点滴バッグは点滴セットをつけたまま，吸水性シートとともにチャック付きポリ袋に入れて密閉し廃棄します。

投与を中止した場合も同様で，点滴ボトルに残ったHDをそのままチャック付きポリ袋に入れて口を密閉して廃棄します（図）。

また，投与に使用した物品や投与時に使用したPPEもHDの周囲への汚染・曝露を防ぐため，すべて二重にしたチャック付きポリ袋に入れて密閉し，HD専用医療用廃棄物容器に廃棄します（表）。PPEを外した際は，手洗いとうがいを十分に行います。

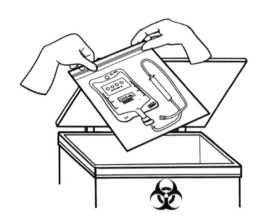

図　廃棄方法：チャック付きポリ袋に入れて密閉する

表　抗がん薬付着物として廃棄が必要なもの

HD付着物	具体例
抗がん薬の調製や投与時に使用したPPE	ガウン，手袋，マスク，ゴーグル，キャップなど
抗がん薬の調製に使用した器材	アンプル，バイアルと残液，シリンジ，注射針，吸水性シート，消毒綿など
抗がん薬投与に関連したもの	抗がん薬投与済みの点滴ボトル，輸液セット，シリンジ，消毒綿，経口内服薬の包装など
抗がん薬がこぼれたときの処理用品	スピルキット，拭き取りに使用したペーパー，警告表示カードなど

(三上寿美恵：抗がん剤の曝露予防対策. がん看護, 15 (6)：592-596, 2010より一部改変)

●参考文献
1) 環境省大臣官房 廃棄物・リサイクル対策部：廃棄物処理法に基づく感染性廃棄物処理マニュアル. pp1-5, 2017
2) 日本がん看護学会, 他・編：がん薬物療法における曝露対策合同ガイドライン2015年版. pp64-65, 金原出版, 2015
3) 三上寿美恵：抗がん剤の曝露予防対策. がん看護, 15 (6)：592-596, 2010

(髙麗 睦子)

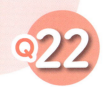

Q22 輸液ルートを分解して捨ててはいけませんか？

A 輸液ルートを分解して捨てることは危険です。
輸液ルートはHDで汚染されています。切断・分解すると，周囲への汚染，エアロゾルの吸入，皮膚への付着の可能性，目への飛び散りなど，HDに曝露する可能性が高まります。また，ビン針の抜き差しは，HDの曝露だけでなく，針刺し事故にもつながります。Q21で述べたように，輸液ルートは投与済みの点滴ボトルごとチャック付きポリ袋に入れて密閉し，医療用廃棄物容器に廃棄します。

1 分解による汚染

図1～3は，蛍光剤を使用してHDのこぼれ（スピル）や飛び散り（スプラッシュ）があるか，目視で確認するための実習を行ったときのものです（再現を含む）。通常，目には見えませんが，HD調剤から投与終了までHDに曝露する機会は多く，HD曝露の危険性を十分に理解し，正しい知識で化学療法を実施することが大切です。

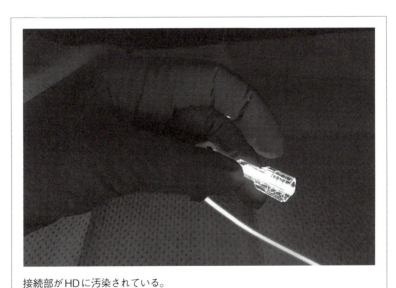

接続部がHDに汚染されている。

図1 輸液ルートの接続部

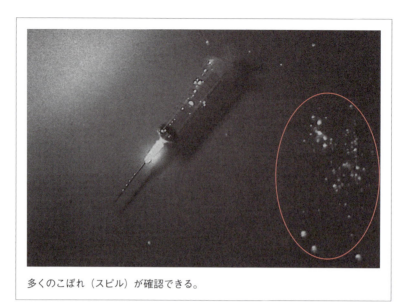

多くのこぼれ（スピル）が確認できる。

図2 調製に使用したシリンジ

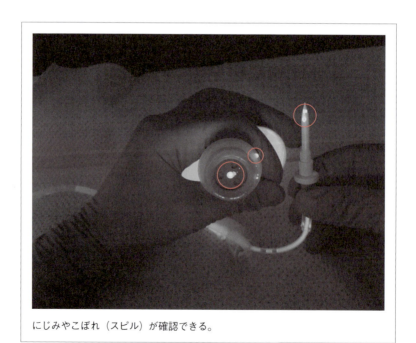

にじみやこぼれ（スピル）が確認できる。

図3 輸液ルート抜去時

（髙麗 睦子）

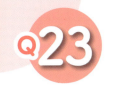

Q23 患者さんを怖がらせずに抗がん薬曝露について説明するにはどのようなことに気を付ければよいでしょうか？

 患者・家族の心理的負担も考慮しながら情報提示することが必要です。

1 情報提示の必要性

「人々の知る権利及び自己決定の権利を尊重し，その権利を擁護する」と看護者の倫理綱領[1])で示されているように，患者・家族に行っている治療について情報を提示することは私たちの大切な役割です。現代の情報社会のなかでは患者がすでに抗がん薬曝露についての知識を得ていることも多々あり，医療者からそれらの情報を正しく提示することは必要不可欠といえます。しかし，抗がん薬による曝露については患者が恐怖心や周囲への罪悪感をもつこともあり，情報の提示方法については患者の心理的負担も十分に考慮しながら行わなくてはなりません。どのような提示方法が適切か施設ごとに統一した対処方法を検討していくことが大切です。

2 患者への伝え方

抗がん薬投与後の排泄物（尿，便，吐物），体液（血液，胸水，腹水，汗など）には一定期間抗がん薬の残留物や代謝活性物が含まれます。その排泄率は投与量や投与経路，肝・腎機能などにより個人差はありますが，大部分は48時間程度で体外に排泄されると考えられています。しかし，外来化学療法を受けている患者およびその家族の尿中抗がん薬を測定した研究[2])では，CPA治療中の患者家族および5-FU治療中の患者家族からそれぞれCPA，5-FUの代謝物が検出されています。他者への曝露がどのような影響があるのかは明確になっていませんが，「曝露の可能性があること」，「日常生活の少しの対処で曝露量は低減できること」は最低限伝えるべきでしょう。

情報提示の前には患者の疾患や治療レジメン，生活背景（家族背景，仕事内容，社会的役割など）や心理状況などについて十分に情報を収集し，情報量や伝え方に問題がないかのアセスメントが必要です。NHOネットワーク共同研究「多施設共同抗がん薬曝露実態調査と医療従事者の安全確保のための"Hazardous Drugsの安全な取り扱い"の概念構築」班では患者への情報開示ツール（図1：患者配布用パンフレット，図2，3：トイレ掲示用ポスター）を作成し各施設で活用しています（177〜179ページも参照）。

北海道がんセンターでは，あらかじめ行っているほかの副作用の説明時期と重ならないよう初回投与当日に，担当した看護師がパンフレットを用いて患者に説明を行います。薬剤による排泄

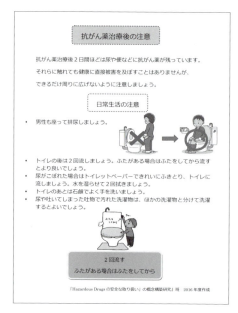

図1　患者配布用パンフレット

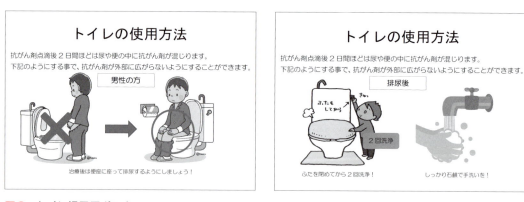

図2　トイレ掲示用ポスター　　　　　　　図3　トイレ掲示用ポスター

表　北海道がんセンターでの情報提示内容

・抗がん薬投与後2日間の曝露予防の必要性
・男性患者は尿による飛散予防のため座位で排尿
・排尿後は基本的に2回洗浄（便座のふたがあればふたをしてから）
・尿がこぼれた場合は濡らしたトイレットペーパーで2回清拭しトイレに破棄
・尿や吐物で汚れたものは他のものと分けて洗濯

※基本的に上記の説明を最低限として行い，患者の希望や生活背景によって情報を加えるようにしている（例：授乳，性生活，小型携帯用ポンプ使用患者など）

率や時期の違いはありますが，曝露予防に必要な期間は48時間で統一，提示する日常生活行動の範囲は排泄（排尿，嘔吐）に限定し必要最低限の情報量とし（表），表現方法も不安をあおらないような柔らかい語調を心がけています。

インターネットなどの過度な情報で不安をあおられることがないよう，医療者が正しい情報，対処方法を伝え，患者・家族の反応などをみながら治療を進めていくことが大切です。

●参考文献
1) 日本看護協会：看護者の倫理綱領（https://www.nurse.or.jp/nursing/practice/rinri/rinri.html）
2) Yuki M, et al：Exposure of family members to antineoplastic drugs via excreta of treated cancer patients. J Oncol Pharm Pract, 19（3）：208-217, 2013
3) 日本がん看護学会，他・編：がん薬物療法における曝露対策合同ガイドライン2015年版．金原出版, 2015
4) International Society of Oncology Pharmacy Practice：ISOPP Standards of Practice（http://www.isopp.org/education-resources/standards-practice）
5) Polovich M, Olsen MM：Safe Handling of Hazardous Drugs（Third edition）. Oncology Nursing Society, 2017
6) Centers for Disease Control and Prevention：NIOSH Alert: Preventing Occupational Exposures to Antineoplastic and Other Hazardous Drugs in Health Care Settings（http://www.cdc.gov/niosh/docs/2004-165/pdfs/2004-165.pdf）

（高橋 由美）

Q24 化学療法を受けている患者さんに「孫は抱いてもいいですか?」と聞かれました。どのように答えるべきでしょうか?

A スキンシップは子どもの心身の発達において大きな意味をもちます。抗がん薬投与後48時間は汗などに薬の残留物などが残る場合がありますが, 微量なため, 最低限の注意を払えば問題ありません。

1 スキンシップの重要性

スキンシップは子どもの心身の発達に大きな意味と役割をもつことが知られています。温かなスキンシップは愛情ホルモンである「オキシトシン」を分泌させ愛着関係を育むともいわれています[1]。抗がん薬投与後48時間以内は汗などの体液に薬の残留物や代謝活性物が含まれます。カナダのガイドライン ASSTSAS のデータでは汗によると考えられる抗がん薬曝露量は枕カバー $2.6ng/cm^2$, シーツでは $1.8ng/cm^2$ となり[2], これを24時間値と考えてもスキンシップでの曝露量はかなり微量です。夏場などは汗をかいた洋服のまま抱かない, 汗をかいた肌が直接触れないよう着衣の上から抱くなどの対処で十分です。

2 オキシトシン効果とは

オキシトシンは脳の視床下部で作られて, 下垂体後葉から分泌されるホルモンです。近年, オキシトシンの多彩な効果が相次いで見つかり (表), 「信頼ホルモン」,「絆ホルモン」,「幸せホル

表　オキシトシン効果の例

妊娠・出産・授乳	・子宮収縮 ・乳腺の収縮 ・母性行動
社会的行動	・不安の軽減 ・社交性の増加 ・他者への信頼性増加
精神・身体面への影響	・ストレスの低下 ・不眠の改善 ・うつ状態の改善 ・血圧低下 ・心拍性低下
その他	・自閉症の改善 ・免疫機能の強化 ・認知症状の改善

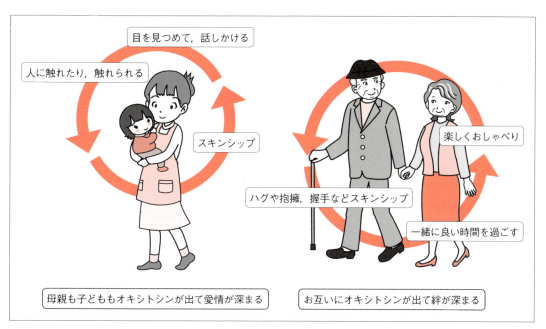

図　オキシトシンがもたらす効果のイメージ

モン」などと呼ばれ，注目を集めています。

　元来，オキシトシンは分娩時に子宮を収縮させたり，授乳時に乳腺周囲の筋肉を収縮させて乳汁分泌を促すなどの働きをもつ，女性の妊娠・出産や子育てに関連するホルモンであると考えられてきました。しかし最近の研究で，オキシトシンは妊娠していない女性や男性にも分泌され，さまざまな効果があることがわかってきました。

　オキシトシン効果は非常に多彩で，妊娠・出産・授乳に関わるだけでなく，人と人の社会的な結びつきに関することや，ストレス軽減などの精神・身体面に関すること，さらに免疫や睡眠に関することなどに及びます。特に，近年注目されているのが親子の絆を深めたり，人と人との信頼関係を生み，結びつける働きです（図）。

　オキシトシンの分泌は，スキンシップなどの日常の行動のなかで活性化することが明らかになり，実際，スウェーデンでは保育園や病院でも「タッチケア」が実施されています。さらに，オキシトシンは直接触れることだけでなく，「精神的なふれあい」でも分泌が活性化されます。気持ちのいい挨拶をすること，おしゃべりをすること，カラオケを楽しむことなど，さまざまな「ふれあい」は人を幸せにし，ストレスを軽減すると考えられています。

●参考文献
1) 山口創：スキンシップとオキシトシン．助産師，64（4）：16-18，2010
2) ASSTSAS : Prevention Guide Safe Handling of Hazardous Drugs. p11-1（https://asstsas.qc.ca/sites/default/files/publications/documents/Guides_Broch_Depl/GP65A_hazardous_drugs.pdf）
3) Polovich M, Olsen MM : Safe Handling of Hazardous Drugs（Third edition）. Oncology Nursing Society, 2017

（髙橋　由美）

Q25 経口HDの管理や取り扱い方について教えてください

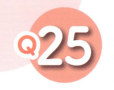

HDによる治療を受けている患者本人だけでなく，家族や介護者など，患者をケアする人も注意しなくてはなりません。特に，HDあるいはHD治療を受けている患者の体液や排泄物との直接接触を避けることが大切です。

　国際的なガイドラインなどにもケアを行う際の注意点が記載されています。治療中および治療後48時間は，安全のために以下の内容を守りましょう。

- HDを取り扱うときは手袋を着用する。
- 患者の体液（尿，嘔吐物，便）を取り扱うときは手袋を着用する。
- トイレを手伝うときは手袋を着用し，便器のふたを閉じて流す。また，トイレの水圧が低い場合は，2回流す。
- HDで汚れたリネンを取り扱うときは手袋を着用し，なるべく体から離して取り扱い，素早く洗濯機やビニール袋に入れる。HDで汚れたリネンの洗濯はほかの洗濯物と分けて扱う。洗浄とすすぎを2回繰り返す。
- 作業が終わったら，手袋を脱いだ後に石けんと水で手を洗う。

1 家庭での保管

　HDにかぎらず，内服薬は子どもの手の届かない場所に保管し，使用後は必ず薬袋に戻し保管します。経口HDのなかには，冷蔵庫内または光の当たらない場所に保管する必要があるものもあり，保管方法は薬剤師の指示に従うように伝えます。

2 HDの分割・粉砕

　経口HDは基本的に分割・粉砕は行いません。錠剤を分割したり粉砕する前に，薬剤師に相談して錠剤を壊したり粉砕したりするのが安全かどうか確認してください。錠剤を分割する場合は，手袋を着用し，小さなビニール袋の中で錠剤カッターなどを使用してください。錠剤カッターは，密閉されたビニール袋に保管し，作業終了後は石けんと水で手を洗います。

3 未使用HDの廃棄

　使用していない経口HDの廃棄には注意が必要です。海外では危険な薬剤を処分するために，地域でMedDropボックスを設置し，回収しています。しかし，わが国ではまだこのような対策は行われていません。したがって，未使用HDを廃棄する場合は薬剤師に相談し，適切に廃棄することが必要です。

④ 皮膚や目にHDが付着したときは？

　HDや排泄物との皮膚接触は，石けんと水で洗浄してください。もし目に入った場合は，目を開いたまま，すばやくぬるま湯でていねいにすすいでください（海外では15分間という報告もあります）。

● 参考文献
1) Polovich M, Olsen MM : Safe Handling of Hazardous Drugs（Third Edition）. Oncology Nursing Society, 2017

（阿南 節子）

Q26 洗濯の方法を教えてください

A 抗がん薬投与後の患者の排泄物・体液には，一定期間は抗がん薬の残留物と代謝物が含まれるとされており，国内外のガイドラインでは投与後48時間を一つの目安として，排泄物やリネン類の取り扱いについて言及しています。ただし，投与薬剤や患者の状況に応じた対応が必要です。

1 投与中・投与後の患者のリネン類の取り扱い[1, 2]

抗がん薬投与後の患者の排泄物・体液（尿，便，吐物，胸水や腹水，血液や大量の汗など）には，投与後一定期間，抗がん薬の残留物と，薬剤の活性代謝物が含まれるとされます。ただし，抗がん薬の排泄率は，投与量・投与経路，患者の肝・腎機能などの影響を受けるため，個人によって考慮する必要があります。一般に，薬物の大半は投与後48時間以内に排泄されるため，抗がん薬投与後最低48時間は患者の排泄物や体液およびそれらに汚染したリネン類の取り扱いは曝露の危険性があるものとし，取り扱う際には，手袋，ガウン（撥水性のものであれば可），保護メガネ（飛散の可能性がある場合はフェイスシールド），サージカルマスクを装着します。

国内外の多くのガイドラインなどでは，特に注意を要する排泄物やHDで汚染されたリネン類の取り扱いについて，投与後48時間を一つの目安としていますが，前述のように投与薬剤や患者の状況に応じて，必要時には適切な対応をすることが求められます。抗がん薬投与後48時間以内であっても，排泄物などによる明らかな汚染のないリネン類は，一般の患者の排泄物処理時と同様の方法（手袋・マスクなど標準感染予防策）で取り扱い，洗濯の際も区別する必要はありません。

抗がん薬投与を受けた患者の排泄物や体液で汚染したリネン類は他の洗濯物と区別してビニール袋に入れ，抗がん薬の汚染物であることがわかるようにラベルをつけて洗濯時まで保管します。洗濯は二度洗いし，1回目は患者のリネン類だけ分けて予洗いし，2回目に通常の洗濯を行います。

2 在宅での患者の洗濯物の取り扱い[1, 2]

抗がん薬治療を受けている患者の洗濯物は，汚染がなければ家族のものと区別する必要はなく，ほかの洗濯物と同様の取り扱いで構いません（図1）。

抗がん薬投与後48時間が経過しておらず，便や尿・吐物などの排泄物により衣類が汚染された場合は，ほかの洗濯物とは分けて二度洗いします（図2）。可能であれば，患者自身が取り扱うことが推奨されますが，ケア提供者が汚物を処理する際は，必ず手袋を装着するように指導します。

すぐに洗濯できない場合は，ビニール袋に入れて保管し，ほかの洗濯物に抗がん薬や排泄物が

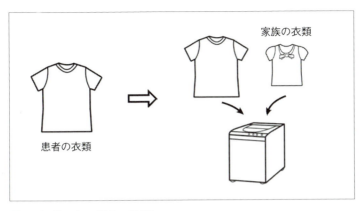

図1 汚染のない場合の洗濯

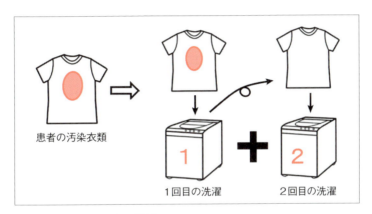

図2 汚染のある場合の洗濯

曝露しないように注意することが必要です。

● 参考文献
1) 日本がん看護学会, 他・編：がん薬物療法における曝露対策合同ガイドライン2015年版. pp66-67, pp68-70, pp72-73, 金原出版, 2015
2) 日本がん看護学会・監：見てわかる がん薬物療法における曝露対策. pp104-107, p119, 医学書院, 2016

（安原 加奈）

第1章　第2章　第3章

資料編

資料

1

抗がん薬曝露予防手順
～投与から廃棄まで～

　本研究においては，曝露対策を実臨床で行う際に，具体的な手順書が必要であると考えた。研究班では看護部門ワーキンググループ（リーダー・高橋由美）を作り，エビデンスに沿った手順書を作成した。具体的な曝露対策を行う際の参考としていただければ幸いである。

Ⅰ 基本的PPE基準

1. 手袋

- ASTMの基準に適合している
- パウダーフリー製品
- HDに関わるすべての作業時で一重装着は必須（直接HDが含有された薬剤に触れるときは二重手袋を推奨）
- 一作業ごとに交換
- 手袋を外した後は石けんと流水で手洗いを行う
- スピル時は二重手袋必須

2. ガウン

- ディスポ素材で低透過性の繊維を使用した開閉具が背中にあり，長袖のもの
- スピル時は必ず着用
- 投与～投与終了，廃棄時も着用が推奨
- HDが付着した場合はただちに交換する
- 上記以外の場合は終業後に速やかに廃棄する

3. マスク

- スピル時はN95マスク必須
- 投与～投与終了，廃棄時までサージカルマスク必須

4. 保護メガネ

- スピル時は必須
- 上記以外は施設の基準に準じる

5. シューズカバー

- スピル時は必須
- 上記以外は施設の基準に準じる

Ⅱ 投与管理

1．運搬
① HDはチャック付きポリ袋に入った状態で搬送
② PPE装着必須

2．準備
① チャック付きポリ袋の外側から目視で薬剤を確認する
② 投与直前までチャック付きポリ袋からHDは出さない
③ プライミングはHD含有のない前投薬か生理食塩水で行う
④ PPE装着必須

3．投与
① すべてのHDでCSTD使用が望ましい
② CSTDの使用のない場合は，ロック付きの閉鎖式セットを必ず使用する
③ CSTDの使用のない場合は輸液バックのビン針を外すことは最小限とする
④ CSTDの使用のない場合は輸液バックのビン針交換の際は目の高さより低い位置で行う

4．終了時
① 投与終了後はHDを含まない生理食塩水を側管から投与しラインをフラッシュする
② 上記後ラインは外さずにそのまま抜針する

5．廃棄
① ビン針は外さない
② 使用した物品すべてをチャック付きポリ袋に入れて密閉しハザードボックスに廃棄する

Ⅲ 患者ケア

1．排泄物
① HD投与後48時間は患者の排泄物（血液，吐物含む）を取り扱う際はスタンダードプリコーションを順守する（飛散の可能性が強い場合はゴーグルやシューズカバーも使用）
② HD投与後48時間の蓄尿は禁止する

2．清潔ケア
① HD投与後48時間の保清時に体液に触れる可能性がある場合は手袋，ガウンを着用する

3．リネン
① HD投与後48時間以内であっても，排泄物などによる明らかな汚染のないリネンは通常の方法（手袋・マスク）で取り扱い洗濯も区別しない
② HD投与後48時間以内の患者の便・尿・吐物，胸水や腹水，血液，乳汁，大量の発汗等で汚染したリネンは感染性専用のビニール袋にいれ汚染物であることを明記する
③ 上記は各施設や委託業者の基準に準じる

4．患者指導
① 抗がん薬投与後48時間は排泄時に2回流すよう推奨
② 抗がん薬投与後48時間，男性には周囲への飛散予防のため座位での排尿を推奨する

③ 上記を患者心理状態も加味しながら不安を増強させないよう説明する

④ 詳細な説明を希望する患者には，患者の希望に沿って具体的に説明を加える

5. 清掃

① 施設の基準に準じる

② 外来治療センターでは一人の患者の投与が終わるごとに，使用したリクライニングチェアあるいはベッドを水拭きすることが望ましい

Ⅳ スピル時の対応

① スピルキットを用意する

② 警告標識の表示

③ PPEを装着し汚染の少ないほうから多いほうに向かってHDを拭きとる

④ こぼれた区域を清掃用洗剤で拭き取り，水拭きを行う行為を1回とし，3回行う

⑤ PPEを除去し廃棄物処理バックに使用物品をすべて入れて密封し，医療用廃棄物に廃棄

⑥ 水と石けんで十分に手を洗う

⑦ 上記はインシデント報告する

Ⅴ 院内教育

- 曝露予防に関する院内マニュアルを整備する
- 施設全体でHDの安全な取り扱い方法，曝露予防の必要性と実践方法に関する勉強会を定期的に行うことが望ましい
- 上記は院内の全職種を対象とすることが望ましいが，難しい場合は調製や投与に直接関与する薬剤師や看護師を対象として行う

〔「多施設共同抗がん薬曝露実態調査と医療従事者の安全確保のための「Hazardous Drugs（HD）の安全な取り扱い」の概念構築（H27-NHO（癌般）-01）」研究　看護部門ワーキンググループ（2018年3月作成）〕

資料 2 HDの安全な取り扱いに関する患者と家族の教育（ONSガイドラインより）

輸液療法時の安全性

- 輸液ポンプまたは輸液バッグに触れる前後に石けんと水でよく手を洗う。
- 子どもまたは妊娠中の女性には，輸液ポンプや輸液バッグに触らせない。
- 輸液ポンプまたは輸液バッグに触れるときは，使い捨て手袋を着用する。破れているか，穴が開いている場合は使用してはならない。
- 使用済みの手袋は裏返しにして1つずつ脱いでいく。手袋の外表面に触れてはならない。
- 抗がん薬廃棄用の特殊容器がある場合は，容器にふたをしておく。容器を子どもまたはペットから離れた場所に設置する。
- 使用済みの手袋は，抗がん薬廃棄容器に捨てる前に，プラスチック製のバッグに入れて密封する。この廃棄容器を利用できないときは，通常のごみ箱を使う。
- ポンプを定期的に点検して，それが薬剤漏れを起こすことなく確実に作動するようにする。
- 漏出が発生した場合，ポンプを止め，ラインをクランプする。指示に従って漏出をクリニックまたは病院に連絡する。

経口投与時の安全性

- 抗がん薬を取り扱う前後は石けんと水でよく手を洗う。
- 抗がん薬の安全な取り扱いについて教育を受けていない者には，薬剤を触らせない。子どもまたは妊娠中の女性には触らせない。
- そのままの手で経口抗がん薬の錠剤またはカプセルに触ってはならない。使い捨ての手袋を着用する。破れているか，穴が開いている場合は使用してはならない。
- 経口抗がん薬の錠剤をボトルから出してキャップに入れる。1回量包装のものは注意して開封する。液状の経口抗がん薬については，プラスチック製の使い捨て服用カップまたは経口投与シリンジを使用する。
- 使用済みの手袋は，抗がん薬廃棄容器に捨てる前に，チャック付きポリ袋に入れて密封する。専用の廃棄容器を利用できないときは，通常のごみ箱を使う。
- 子どもやペットの手が届かないところで保管する。
- 他の薬剤と区別して保管する。
- もともとの容器の中で保管する。ピルケースを使用しないこと。
- 冷蔵保存する必要がある場合は，冷蔵庫の中で引き出しまたはチャック付きポリ袋に入れる。

体内注入薬の安全性

- 抗がん薬を取り扱う前後は石けんと水でよく手を洗う。
- 抗がん薬の安全な取り扱いについて教育を受けていない者には，薬剤を触らせない。子どもまたは妊娠中の女性には触らせない。
- 抗がん薬およびシリンジに触るときは，使い捨て手袋を着用する。破れているか，穴が開いている場合は使用してはならない。
- 体内注入用の抗がん薬を調製する場合，タオルなどを使って作業台を漏出薬剤から守る。
- 体内注入用の抗がん薬を調製および投与するための別途の指示に従う。
- 注意して針を取り扱う。針刺し事故を予防するため，針とシリンジを頑丈な容器に入れて廃棄する。

体液取り扱い時の安全性

- 抗がん薬は，投与してから一定の時間または日数のうちに，尿，便，唾液，嘔吐物その他の体液に交じって体外に排出されることを知っておく。
- 安全な取り扱いについて教育を受けていない者には，体液を触らせない。子どもまたは妊娠中の女性は体液に触れさせない。
- 患者には，可能なかぎりベッドパンや小便器，ポータブルトイレではなくトイレを使用させる。床上用簡易便器や小便器を使用させる場合，手袋を着用して取り扱い，使用後は石けんと水で洗浄する
- 家庭内で家族とトイレを共用する場合，患者は排便／排尿後に，サニタリーワイプ（消毒用ウェットティッシュ）を使って便座と便器の縁を清拭する。
- 患者の体液に触れる場合は，使い捨て手袋を着用する。破れていたり，穴が開いている手袋は使用してはならない。
- 抗がん薬の投与後48時間は性交を控えるかコンドームを使用する。

(Polovich M, Olsen MM : Safe Handling of Hazardous Drugs. 3rd edition. Oncology Nursing Society,p80,

2017より翻訳して引用)

資料3 安全な抗がん薬調製のためのチェックリスト

記入者＿＿＿＿＿＿＿＿　記入年月日＿＿＿＿＿＿＿＿

このチェックリストの使い方
1) 次ページからの質問に対する回答を右側枠にある「はい いいえ」から選んでください。
2) 「はい」と答えた設問の横の点数を足して合計を網掛けの部分に記入してください。
3) 網掛けの部分を計算して％を求めてください。
4) このページにあるレーダーグラフに％を記入してください。現在の自分の施設の状況を把握し，今後の改善を行うための指標として利用してください。目標の目安は80％です。安全対策の進め方として，ひとつの項目を100％にしてから次の項目に移るより，すべての項目を80％程度まで改善してから個々の項目を100％に近づけていくほうがより効率的な改善を行うことができます。

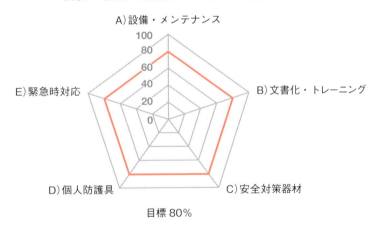

現在の抗がん薬調製に関する状況

目標80%

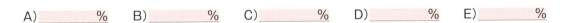

A)＿＿＿％　B)＿＿＿％　C)＿＿＿％　D)＿＿＿％　E)＿＿＿％

A) 設備とメンテナンスについて _____点÷44点×100＝_____％

1) 抗がん薬を調製するための専用の部屋を備えている ……………………… (はい　いいえ) **8点**

2) 抗がん薬を調製する部屋に防護具等を装着できる前室を備えている …… (はい　いいえ) **4点**

3) 調製室内に流し台を備えている ………………………………………… (はい　いいえ) **4点**

4) 調製室内の温度コントロールは独立空調方式である ………………… (はい　いいえ) **2点**

5) 安全キャビネットを備えている ………………………………………… (はい　いいえ) **8点**

6) 安全キャビネットの排気方式は外部排気方式である ………………… (はい　いいえ) **4点**

7) 安全キャビネットは100％外部排気方式である ……………………… (はい　いいえ) **2点**

8) 安全キャビネットの風速を定期的にチェックしている ……………… (はい　いいえ) **4点**

9) 安全キャビネットのフィルタを定期的に交換している ……………… (はい　いいえ) **4点**

10) 抗がん薬の特性および有害性を熟知した人が防護具を着用して
調製室内を清掃している ………………………………………………… (はい　いいえ) **4点**

B) トレーニングについて _____点÷70点×100＝_____％

1) 抗がん薬調製を行う職員の技術が標準化されるようにトレーニング
または研修を実施している ……………………………………………… (はい　いいえ) **4点**

2) 抗がん薬調製に関する以下の内容について文書化している。抗がん薬調製を担当する
職員に対して一年に一度以上，文書をもとに，トレーニングを実施している
  (a) 陰圧手技方法
     文書化 ………………………………………………………………… (はい　いいえ) **4点**
     文書に基づくトレーニング ………………………………………… (はい　いいえ) **2点**

  (b) 手袋の脱着方法
     文書化 ………………………………………………………………… (はい　いいえ) **4点**
     文書に基づくトレーニング ………………………………………… (はい　いいえ) **2点**

  (c) ガウンの脱着方法
     文書化 ………………………………………………………………… (はい　いいえ) **4点**
     文書に基づくトレーニング ………………………………………… (はい　いいえ) **2点**

(d) 安全キャビネットの使用方法

文書化 ……………………………………………………… （はい　いいえ）**4点**

文書に基づくトレーニング ……………………………… （はい　いいえ）**2点**

(e) バイアルやアンプルの清拭方法

文書化 ……………………………………………………… （はい　いいえ）**4点**

文書に基づくトレーニング ……………………………… （はい　いいえ）**2点**

(f) 安全キャビネットの清掃方法

文書化 ……………………………………………………… （はい　いいえ）**4点**

文書に基づくトレーニング ……………………………… （はい　いいえ）**2点**

(g) 抗がん薬調製室に設置された作業台や監査台の清掃方法

文書化 ……………………………………………………… （はい　いいえ）**4点**

文書に基づくトレーニング ……………………………… （はい　いいえ）**2点**

(h) 空バイアルやシリンジなど調製に使用した器具等の廃棄方法

文書化 ……………………………………………………… （はい　いいえ）**4点**

文書に基づくトレーニング ……………………………… （はい　いいえ）**2点**

(i) 取り扱う薬剤の有害性情報

文書化 ……………………………………………………… （はい　いいえ）**4点**

文書に基づく研修 ………………………………………… （はい　いいえ）**2点**

(j) 薬剤の保管・管理方法

文書化 ……………………………………………………… （はい　いいえ）**4点**

文書に基づくトレーニング ……………………………… （はい　いいえ）**2点**

(k) 抗がん薬のスピルの処置方法

文書化 ……………………………………………………… （はい　いいえ）**4点**

文書に基づくトレーニング ……………………………… （はい　いいえ）**2点**

C）安全対策器材について ＿＿＿＿＿点÷40点×100＝＿＿＿＿＿％

以下の安全対策器材を使用している。

（a）ルアーロックシリンジ ………………………………… （はい　いいえ）**8点**

（b）効果が証明された完全な閉鎖系注入器具（CSTD：closed system drug transfer device）
…………………………………………………………… （はい　いいえ）**8点**

安全な抗がん薬調製のためのチェックリスト　169

（c）それ以外の閉鎖系注入器具 ………………………………………………（はい　いいえ）**2点**

（d）安全キャビネット内の作業用シート ………………………………………（はい　いいえ）**4点**

（e）スピルキット ………………………………………………………………（はい　いいえ）**6点**

（f）空バイアルやシリンジなど調製に使用した器具等の廃棄のための
　　感染性廃棄物入れ ……………………………………………………………（はい　いいえ）**8点**

（g）抗がん薬付着物の廃棄用のチャック付きポリ袋 ………………………（はい　いいえ）**4点**

D）個人防護具について 　　　点÷28点×100＝　　　％
以下の個人防護具を使用している。
（a）使い捨て手袋 ………………………………………………………………（はい　いいえ）**8点**

　　　ASTM基準の使い捨て手袋 ……………………………………………（はい　いいえ）**4点**

（b）使い捨てキャップ …………………………………………………………（はい　いいえ）**4点**

（c）使い捨てマスク ……………………………………………………………（はい　いいえ）**4点**

（d）使い捨てガウン ……………………………………………………………（はい　いいえ）**4点**

（e）ゴーグルもしくはフェイスガード ………………………………………（はい　いいえ）**2点**

（f）調製室内専用の靴またはシューズカバー ………………………………（はい　いいえ）**2点**

E）緊急時の対応について 　　　点÷22点×100＝　　　％
1）職員が抗がん薬により被曝した際の対処方法を文書化している。職員に対して一年に
　　一度以上，文書に基づく研修を行っている。
　（a）皮膚に付着した場合
　　　　対処法を文書化したもの …………………………………………………（はい　いいえ）**4点**
　　　　文書に基づく職員に対する研修 …………………………………………（はい　いいえ）**2点**

　（b）目に付着した場合
　　　　対処法を文章化したもの …………………………………………………（はい　いいえ）**4点**
　　　　文書に基づく職員に対する研修 …………………………………………（はい　いいえ）**2点**

（c）針刺しした場合

対処法を文章化したもの ……………………………………………… （はい　いいえ） **4点**

文書に基づく職員に対する研修 ……………………………………… （はい　いいえ） **2点**

2）職員が抗がん薬により被曝した際，インシデントレポート等の報告書を
作成している。……………………………………………………………… （はい　いいえ） **4点**

（吉田仁，他：安全な抗がん剤調製のためのチェックリスト活用の提案．医療薬学，37：145-
155，2011をもとに作成）

資料4 安全な抗がん薬投与のためのチェックリスト

記入者＿＿＿＿＿＿＿＿　記入年月日＿＿＿＿＿＿＿＿

このチェックリストの使い方

1) 次ページからの質問に対する回答を右側枠にある「はい いいえ」から選んでください。
2) 「はい」と答えた設問の横の点数を足して合計を網掛けの部分に記入してください。
3) 網掛けの部分を計算して％を求めてください。
4) このページにあるレーダーグラフに％を記入してください。現在の自分の施設の状況を把握し，今後の改善を行うための指標として利用してください。目標の目安は80％です。安全対策の進め方として，ひとつの項目を100％にしてから次の項目に移るより，すべての項目を80％程度まで改善してから個々の項目を100％に近づけていくほうがより効率的な改善を行うことができます。

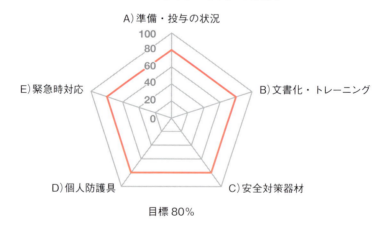

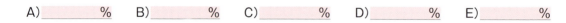

A）準備・投与の状況　　____点÷52点×100＝____％

1) 抗がん薬は薬剤師が専用の設備で調製している ……………………………… （はい　いいえ）**8点**

2) すべての抗がん薬を薬剤師が調製している ………………………………… （はい　いいえ）**8点**

3) 投与時に閉鎖系投与器具（CSTD：closed system drug transfer device）を
　　使用している ……………………………………………………………… （はい　いいえ）**8点**

4) すべての抗がん薬の投与時にCSTDを使用している ………………… （はい　いいえ）**4点**

5) CSTDを使用しない時は，プライミングは薬剤師が抗がん薬の調製前に行っている
　　……………………………………………………………………………… （はい　いいえ）**4点**

6) CSTDを使用しない時は，看護師がバックプライミングを行っている
　　……………………………………………………………………………… （はい　いいえ）**4点**

7) 調製した抗がん薬はチャック付きポリ袋に入れて搬送している
　　……………………………………………………………………………… （はい　いいえ）**4点**

8) ボトル交換時にスパイクの抜き刺しをしない ………………………… （はい　いいえ）**4点**

9) 投与ルートの接続部を外さずに廃棄している ………………………… （はい　いいえ）**4点**

10) 抗がん薬の特性および有害性を熟知した人が防護具を着用して
　　投与室内を清掃している ……………………………………………… （はい　いいえ）**4点**

B）トレーニングについて　　____点÷70点×100＝____％

1) 抗がん薬投与を行う職員の技術が標準化されるようにトレーニング
　　または研修を実施している …………………………………………… （はい　いいえ）**4点**

2) 抗がん薬投与に関する以下の内容について文書化している。投与を担当する職員に対して一
　　年に一度以上，文書をもとに，トレーニングを実施している
　　（a）運搬・保管方法
　　　　文書化 ……………………………………………………………… （はい　いいえ）**4点**
　　　　文書に基づくトレーニング ……………………………………… （はい　いいえ）**2点**

　　（b）手袋の脱着方法
　　　　文書化 ……………………………………………………………… （はい　いいえ）**4点**
　　　　文書に基づくトレーニング ……………………………………… （はい　いいえ）**2点**

(c) ガウンの脱着方法

文書化 ……………………………………………………………… (はい　いいえ) **4点**

文書に基づくトレーニング ……………………………………… (はい　いいえ) **2点**

(d) 静脈内投与方法

文書化 ……………………………………………………………… (はい　いいえ) **4点**

文書に基づくトレーニング ……………………………………… (はい　いいえ) **2点**

(e) 経口投与方法

文書化 ……………………………………………………………… (はい　いいえ) **4点**

文書に基づくトレーニング ……………………………………… (はい　いいえ) **2点**

(f) 経管注入方法

文書化 ……………………………………………………………… (はい　いいえ) **4点**

文書に基づくトレーニング ……………………………………… (はい　いいえ) **2点**

(g) 腔内注入方法

文書化 ……………………………………………………………… (はい　いいえ) **4点**

文書に基づくトレーニング ……………………………………… (はい　いいえ) **2点**

(h) 作業台の清掃方法

文書化 ……………………………………………………………… (はい　いいえ) **4点**

文書に基づくトレーニング ……………………………………… (はい　いいえ) **2点**

(i) 抗がん薬付着廃棄物の廃棄方法

文書化 ……………………………………………………………… (はい　いいえ) **4点**

文書に基づくトレーニング ……………………………………… (はい　いいえ) **2点**

(j) 取り扱う薬剤の有害性情報

文書化 ……………………………………………………………… (はい　いいえ) **4点**

文書に基づく研修 ………………………………………………… (はい　いいえ) **2点**

(k) 抗がん薬のスピルの処置方法

文書化 ……………………………………………………………… (はい　いいえ) **4点**

文書に基づくトレーニング ……………………………………… (はい　いいえ) **2点**

C）安全対策器材について ____点÷40点×100＝____％

以下の安全対策器材を使用している。

(a) ルアーロックシリンジ ……………………………………………………（はい　いいえ）**8点**

(b) 効果が証明された完全な閉鎖系投与器具
（CSTD：closed system drug transfer device）………………………（はい　いいえ）**8点**

(c) それ以外の閉鎖系投与器具 ………………………………………………（はい　いいえ）**2点**

(d) 吸収パッド付きシート ……………………………………………………（はい　いいえ）**4点**

(e) スピルキット ………………………………………………………………（はい　いいえ）**6点**

(f) 抗がん薬付着物廃棄のため感染性廃棄物入れ ………………………（はい　いいえ）**8点**

(g) 抗がん薬付着物の廃棄用のチャック付きポリ袋 ……………………（はい　いいえ）**4点**

D）個人防護具について ____点÷28点×100＝____％

以下の個人防護具を使用している。

(a) 使い捨て手袋 ………………………………………………………………（はい　いいえ）**8点**

　　ASTM基準の使い捨て手袋 ………………………………………………（はい　いいえ）**4点**

(b) 使い捨てキャップ …………………………………………………………（はい　いいえ）**4点**

(c) 使い捨てマスク ……………………………………………………………（はい　いいえ）**4点**

(d) 使い捨てガウン ……………………………………………………………（はい　いいえ）**4点**

(e) 保護メガネ …………………………………………………………………（はい　いいえ）**2点**

(f) こぼれ時のシューズカバー ………………………………………………（はい　いいえ）**2点**

安全な抗がん薬投与のためのチェックリスト　175

E）緊急時の対応について　　　　点÷22点×100＝　　　％

1）職員が抗がん薬により被曝した際の対処方法を文書化している。職員に対して一年に一度以上，文書に基づく研修を行っている。

（a）皮膚に付着した場合
対処法を文書化したもの ……………………………………………………（はい　いいえ）**4点**
文書に基づく職員に対する研修 ……………………………………………（はい　いいえ）**2点**

（b）目に付着した場合
対処法を文章化したもの ……………………………………………………（はい　いいえ）**4点**
文書に基づく職員に対する研修 ……………………………………………（はい　いいえ）**2点**

（c）針刺しした場合
対処法を文章化したもの ……………………………………………………（はい　いいえ）**4点**
文書に基づく職員に対する研修 ……………………………………………（はい　いいえ）**2点**

2）職員が抗がん薬により被曝した際，インシデントレポート等の報告書を
作成している。………………………………………………………………（はい　いいえ）**4点**

資料 5 患者啓発用説明用紙・ポスター例

抗(こう)がん薬治療後の注意

抗がん薬治療後2日間ほどは尿や便などに抗がん薬が残っています。それらに触れても健康に直接被害を及ぼすことはありませんが、できるだけ周りに広げないように注意しましょう。

日常生活の注意

- 男性も座って排尿しましょう。

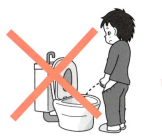
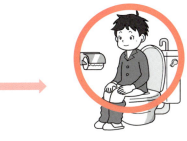

- トイレの後は2回流しましょう。ふたがある場合はふたをしてから流すとより良いでしょう。
- 尿がこぼれた場合はトイレットペーパーできれいにふきとり、トイレに流しましょう。水を湿らせて2回拭きましょう。
- トイレのあとは石けんでよく手を洗いましょう。
- 尿や吐いてしまった吐物で汚れた洗濯物は、ほかの洗濯物と分けて洗濯すると良いでしょう。

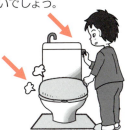
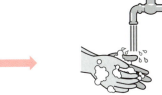

ふたがある場合はふたをしてから2回流す

石けんでよく手を洗いましょう

患者向け説明用紙

トイレの使用方法

抗がん薬点滴後 2 日間ほどは尿や便の中に抗がん薬が混じります。
下記のようにすれば，抗がん薬が外部に広がらないようにすることができます。

男性の方

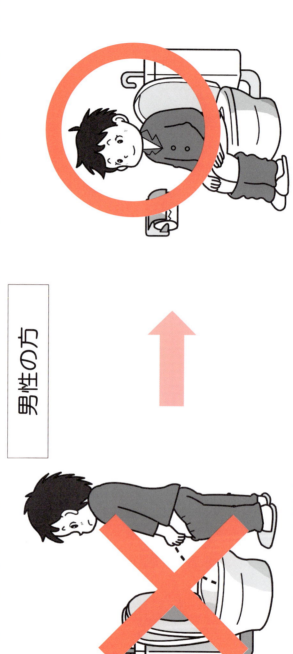

治療後は便座に座って排尿するようにしましょう！

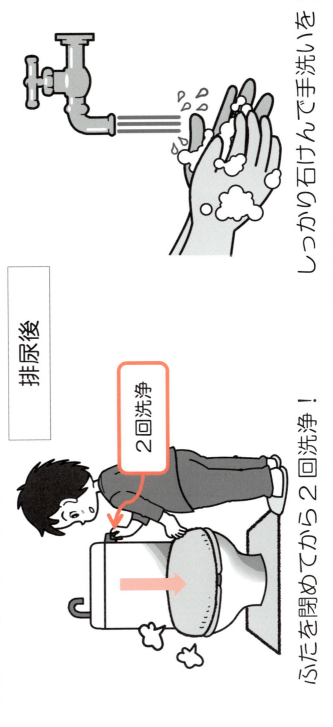

国立病院機構ネットワーク共同研究「多施設共同抗がん薬曝露実態調査と医療従事者の安全確保のための『Hazardous Drugsの安全な取り扱い』の概念構築研究」（H27-NHO（癌般）-01）

●研究参加施設・参加者（◎は研究代表者）

	研究責任者	看護師	薬剤師
北海道がんセンター	渡邊　健一	高橋　由美	高田　慎也
北海道医療センター	高橋　宏明	猪狩　泰子	元茂　拓法
旭川医療センター	藤兼　俊明	渡邊　麻美	金岡　樹輝
函館病院	小室　一輝	倉見亜希子	廣正　拓也
仙台医療センター	渡辺　隆紀	及川　恵	吉田　和美
弘前病院	中川　英之	太田　宰子	河田　素子
東京医療センター	松井　哲	後藤麻美子	小川　千晶
高崎総合医療センター	鯉淵　幸生	大野　望	井戸彩恵子
水戸医療センター	森　千子	細谷　恵美	田島　進
埼玉病院	小西寿一郎	米野　陽子	龍島　靖明
名古屋医療センター	佐藤　康幸	吉田　美紀	井上　裕貴
金沢医療センター	北　俊之	坂倉喜代美	間瀬　広樹
三重中央医療センター	横井　一	宮﨑　紘子	中村　卓巨
豊橋医療センター	山下　克也	牧野佐知子	中村　曜子
静岡医療センター	梅本　琢也	杉山　実貴	彦坂　麻美
大阪医療センター	増田　慎三	馬場　奈央	服部　雄司
神戸医療センター	前川　陽子	坂本　智子	山下　大輔
刀根山病院	森　雅秀	岩本　亜弥	宮部　貴識
敦賀医療センター	木村　俊久	辻　真梨亜	吉川三保子
京都医療センター	野崎　明	田中　雅子	畑　裕基
呉医療センター・中国がんセンター	山下　芳典	岡田　優子	山本　淳平
岩国医療センター	久山　彰一	宮本真里子	尾﨑　誠一
東広島医療センター	万代　光一	嶋田　裕子	小倉　千奈
浜田医療センター	小林　正幸	渡邉　直美	倉本成一郎
福山医療センター	大塚　眞哉	大田　聡子	倉田　真志
四国がんセンター	◎青儀健二郎	岸田　恵	小暮　友毅
四国こどもとおとなの医療センター	前田　和寿	迫田　睦美	仙波　靖士

高知病院	篠原　勉	国広　美都	池　直子
九州がんセンター	徳永えり子	吉田　ミナ	衛藤　智章
長崎医療センター	前田　茂人	村上　摩利	植村　隆
別府医療センター	田中　仁寛	吉村　幸永	三好　孝法
九州医療センター	岩熊　伸高	春田麻衣子	平池美香子

● 研究協力（50音順）

阿南　節子（同志社女子大学薬学部）

石丸　博雅（聖路加国際病院薬剤部）

岩本寿美代（元 がん研有明病院看護部）

櫻井美由紀（三田市民病院薬剤科）

濱田　恭子（国立病院機構四国がんセンター）

藤木　信夫（シオノギ分析センター株式会社）

安井　久晃（神戸市立医療センター中央市民病院腫瘍内科）

山口　聖恵（シオノギ分析センター株式会社）

吉田　　仁（大阪健康安全基盤研究所）

抗がん薬曝露対策ファイル
NHOネットワーク共同研究参加32施設からの提言

定価　本体2,800円（税別）

平成30年7月25日　発　行

編　集　　NHO「HDの安全な取り扱い」の概念構築研究班

発行人　　武田　正一郎

発行所　　株式会社　じほう

　　　　　101-8421　東京都千代田区神田猿楽町1-5-15（猿楽町SSビル）
　　　　　電話　編集　03-3233-6361　販売　03-3233-6333
　　　　　振替　00190-0-900481
　　　　　＜大阪支局＞
　　　　　541-0044　大阪市中央区伏見町2-1-1（三井住友銀行高麗橋ビル）
　　　　　電話　06-6231-7061

©2018　　　　　　　　　組版　（株）明昌堂　　　印刷　（株）日本制作センター
Printed in Japan

本書の複写にかかる複製，上映，譲渡，公衆送信（送信可能化を含む）の各権利は
株式会社じほうが管理の委託を受けています。

|JCOPY| ＜(社)出版者著作権管理機構　委託出版物＞
本書の無断複製は著作権法上での例外を除き禁じられています。
複製される場合は，そのつど事前に，(社)出版者著作権管理機構（電話 03-3513-6969,
FAX 03-3513-6979, e-mail：info@jcopy.or.jp）の許諾を得てください。

万一落丁，乱丁の場合は，お取替えいたします。

ISBN 978-4-8407-5097-4